Kinder entspannen mit Yoga

Von der kleinen Übung bis zum kompletten Kurs

Petra Proßowsky

Verlag an der Ruhr

Impressum

Titel

Kinder entspannen mit Yoga
Von der kleinen Übung bis zum kompletten Kurs

Autorin

Petra Proßowsky

Illustrationen

Dorothee Wolters

Verlag an der Ruhr
Mülheim an der Ruhr
www.verlagruhr.de

Geeignet für die Altersstufen 5-10

ISBN 978-3-8346-0291-6

Printed in Germany

Unser Beitrag zum Umweltschutz

Wir sind seit 2008 ein ÖKOPROFIT®-Betrieb und setzen uns damit aktiv für den Umweltschutz ein. Das ÖKOPROFIT®-Projekt unterstützt Betriebe dabei, die Umwelt durch nachhaltiges Wirtschaften zu entlasten.
Unsere Produkte sind grundsätzlich auf chlorfrei gebleichtes und nach Umweltschutzstandards zertifiziertes Papier gedruckt.

Inhaltsverzeichnis

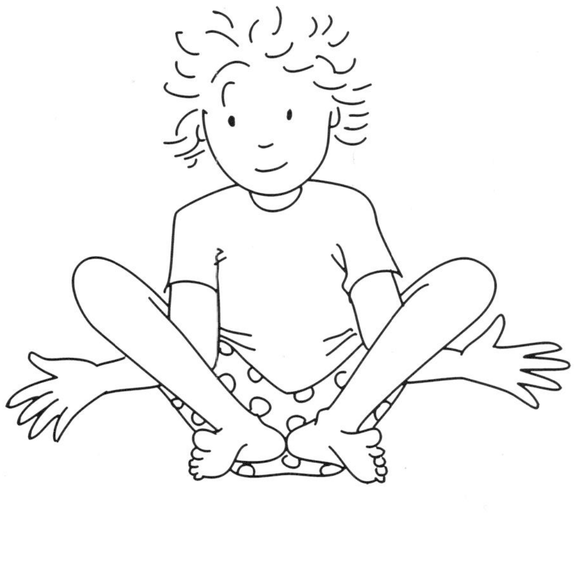

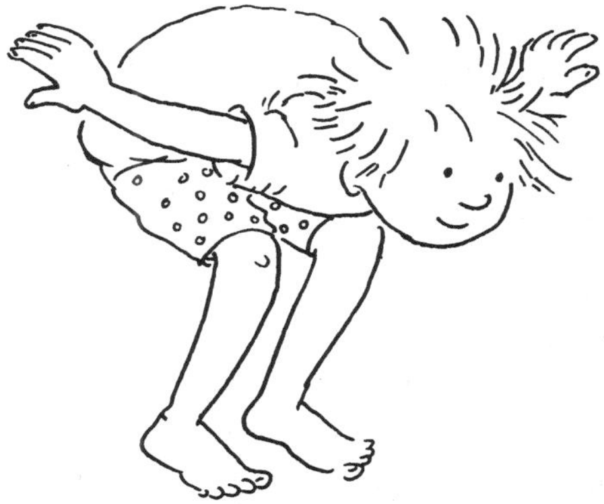

Vorwort

Mit diesem Buch wende ich mich an alle, die mit Kindern zu tun haben, die gerne die Erfahrung des Zur-Ruhe-Kommens machen und auf diesem Wege lernen, die Frustrationen zu reduzieren und die eigenen Kraftquellen besser zu erschließen. Das Buch soll Impulse geben, erprobte und in meiner Praxis bewährte kleine Übungen auszuprobieren, um mit Kindern gemeinsam stille Momente zu genießen und die täglichen Anforderungen gelassener und stressfreier anzugehen. Ich widme das Buch allen Kindern in der Hoffnung, dass sie viele Oasen der Ruhe erleben, in denen sie in Kontakt mit sich selbst kommen, und dass sie Möglichkeiten finden, ihren natürlichen Bewegungsdrang auf sinnvolle und körperfreundliche Weise zu befriedigen und zu gesunden, selbstbewussten Erwachsenen heranreifen.

In unserer schnelllebigen, hektischen Zeit …

… gehören gestresste Menschen fast schon zur Norm. Auch nervöse, von Stress geplagte Kinder prägen jedes Klassenbild in der Schule. LehrerInnen werden immer kreativer im Ausprobieren verschiedener Techniken, die helfen, Ruhe und Ausgeglichenheit im Klassenraum herzustellen. Erst wenn die Kinder in der Lage sind, sich für einen Moment von äußeren Reizen zu lösen und ruhig zuzuhören, ist die Voraussetzung für einen effektiven Unterricht gegeben. Ich selbst habe über Yoga und Meditation einen Weg gefunden, mit den vielfältigen Problemen in der Schule gelassener umzugehen. Viele Kinder sind durch ständige Reizüberflutung und durch Bewegungsmangel in ihrer Körperbeweglichkeit, Konzentration, in ihrem gesamten Leistungsvermögen eingeschränkt. Ihnen fällt es immer schwerer, sich konzentriert einer Sache zuzuwenden. Ihr Selbstwertgefühl, ihr Vertrauen in die eigenen Fähigkeiten ist gestört. Sie entwickeln dann schnell Ersatzmechanismen, mit denen sie Stärke vortäuschen, um Anerkennung zu finden. Da Kinder grundsätzlich gerne lernen, offen und aufgeschlossen allem Neuen gegenüber sind, sind sie auch für Entspannungsmethoden leicht zu motivieren. Voraussetzung ist, dass LehrerInnen selbst die Fähigkeit besitzen, innere Ruhe und Gelassenheit zu finden. Yoga bietet eine gute Möglichkeit, über körperfreundliche Bewegungen in die Innenräume, die geistigen und seelischen Bereiche vorzudringen und so ganzheitliches Lernen zu unterstützen. Die Kinder können über Yogaübungen lernen, alle Sinne, Gedanken und die Aufmerksamkeit zu bündeln und zu konzentrieren, sich von ablenkenden äußeren Einflüssen zu lösen und aus der inneren Ruhe Kraft zu schöpfen, um mit den Alltagsproblemen bewusst und kreativ umzugehen. Einfache Bewegungsabläufe sind im Klassenraum ohne Hilfsmittel jederzeit durchführbar. Sie bringen LehrerInnen und Kindern in kurzer Zeit frische Energie und fördern auch das gesamte Wohlbefinden.

1. Einführung

Wenn wir uns die komplizierten Funktionen unseres Körpers genauer anschauen, wird uns klar, welche ungesunden Verhaltensweisen sich in unseren Alltag eingeschlichen haben. Die industrielle Revolution hat uns viele technische Fortschritte und angenehme Vorteile gebracht, doch jedes Ding hat zwei Seiten, und so auch hier. Viele Menschen verbringen einen Großteil ihrer Zeit in gebeugter Haltung vor Maschinen, sitzend vor Computern, sind ständig Geräuschen und verschmutzter Luft ausgesetzt. Die psychische Belastung nimmt unaufhaltsam zu, da immer wieder neue Dinge entdeckt und verändert werden. Der Konkurrenzdruck ist stark.

Schon in der Schule beginnt dieser Kreislauf. Kinder sitzen stundenlang über Schultische gebeugt im Schulmief. Die Leistungsanforderungen wachsen. Auch der Spielzeugmarkt, die gesamte Freizeitgestaltung ist so konzipiert, dass die Kinder unter Stress geraten. Wer nicht alle Serien kennt, nicht die neueste Barbie oder Power-Ranger-Figur hat, ist out.

Auch die LehrerInnen geraten unter Druck und Spannung. Immer neue Lehrmaterialien, immer neue Unterrichtsformen, die Abhilfe bei den vielfältigen Problemen versprechen, neue Techniken und Therapieformen kommen auf den Markt. Wer hier nicht fit ist, ist out, dem ist nicht zu helfen, der ist selber schuld, wenn er es nicht schafft. Ich habe mit Yoga eine Möglichkeit gefunden, mich selbst gegen die Anforderungen zu wappnen und mir die Arbeit mit den Kindern zu erleichtern. Mein Blick richtet sich zunehmend mehr auf das, was machbar ist, als auf die Hindernisse, die sich in den Weg stellen könnten. So habe ich gelernt, zu sehen und zu akzeptieren, was die Kinder können, und damit zu arbeiten. Um selbst und mit Kindern Yoga üben zu können, braucht man nur seinen Körper, sich selbst. Sri Aurobindo, der Begründer des Integralen Yoga, sagt: „Bei rechter Betrachtung von Leben und Yoga erkennen wir, dass alles Leben bewusst oder unbewusst Yoga ist. Unter Yoga verstehen wir das methodische Bemühen, zur Selbstvollendung zu gelangen, indem wir alle Kräfte und Anlagen, die in unserem Wesen verborgen sind, zum Ausdruck bringen und unser individuelles Menschsein mit dem universalen und transzendenten Sein, das wir partiell im Menschen und im Kosmos offenbart sehen, einen."

In Indien ist Yoga auch heute noch in den Alltag integriert. Yoga gehört hier zur Allgemeinbildung und ist Bestandteil der Erziehung.

Das Wort Yoga stammt aus dem Sanskrit, der alten indischen Gelehrtensprache, und bedeutet so viel wie Joch oder anjochen. Vereinfacht ist damit gemeint, dass der Mensch über Yoga lernen kann, Sinne, Gedanken, seinen Körper, sich selbst optimal zu konzentrieren, also Körper, Geist und Seele in den natürlichen, ursprünglichen Zusammenhang zu bringen.

Am effektivsten lernt man ...

... die vielen Vorteile und wohltuenden Wirkungen auf Körper, Geist und Seele durch eigenes Üben. Yoga ist ein Übungssystem, das auf genauen Kenntnissen des menschlichen Körpers und seiner Funktionen beruht. Die Übungen wirken auf den ganzen Körper, das Drüsen- und Nervensystem, den Blutkreislauf, das Rückgrat, die Gelenke, auf Muskeln und Organe. Manche Übungen stärken die Willenskraft und Stabilität, fördern die Gedächtnisfähigkeit und erhöhen die Konzentration. Eine wichtige Funktion für die Tiefenwirkung des Yoga hat der Atem. Yoga lehrt uns tief, vollständig und gleichmäßig zu atmen. Wir können mit dem Atem bewusst unsere Atemräume erschließen, den Bauch-Becken-Raum, den Brustkorb bis in die Lungenspitzen. Das Zwerchfell, unser wichtigster Atemmuskel, bewirkt, dass auch das Becken vom Atem bewegt wird. In den Upanischaden, das sind altindische philosophische Schriften, gibt es eine Fabel über den Streit der Lebenskräfte, die die Bedeutung des Atems auf einfache Weise wiedergibt: Wir können einige Wochen ohne feste Nahrung auskommen, ohne Wasser nur einige Tage. Ohne zu atmen, schaffen wir es einige Minuten. Das zeigt, wie wichtig der Atem für die Versorgung des Körpers ist. Auch das seelische Befinden wird durch die Atmung beeinflusst und gesteuert. Sind wir aufgeregt oder ängstlich, atmen wir schneller und unregelmäßig. Sind wir entspannt und fühlen uns wohl, atmen wir ruhig und gleichmäßig. Haben wir dieses Wechselspiel erkannt, können wir lernen, bewusst den Atem zu nutzen, um uns zu entspannen und gegen Ängste anzugehen. So eröffnet die Yoga-Praxis immer wieder neue Möglichkeiten, in die verschiedenen Bereiche des Lebens hineinzuwirken. Ich möchte in diesem Buch einige Übungen und Spiele vorstellen, in die ich Elemente aus dem Yoga eingebaut habe, um Kindern im Schulalltag spielerisch die vielen Vorteile des Yoga nahezubringen. Sie können so lernen, ihre Kräfte bewusst zu erleben, sich optimal zu konzentrieren und den Körper zu kräftigen.

Als die Rede ausgezogen war,
lebte der Mensch als Stummer weiter.

Als das Sehen ausgezogen war,
lebte der Mensch als Blinder.

Als das Hören ausgezogen war,
lebte der Mensch als Tauber.

Als das Denken ausgezogen war,
lebte der Mensch als Tor.

Als aber der Atem ausziehen wollte,
hätte er beinahe alle anderen Lebenskräfte
mit sich gerissen.
Da flehten ihn die anderen an, zu bleiben,
und erkannten seine Oberhoheit an.

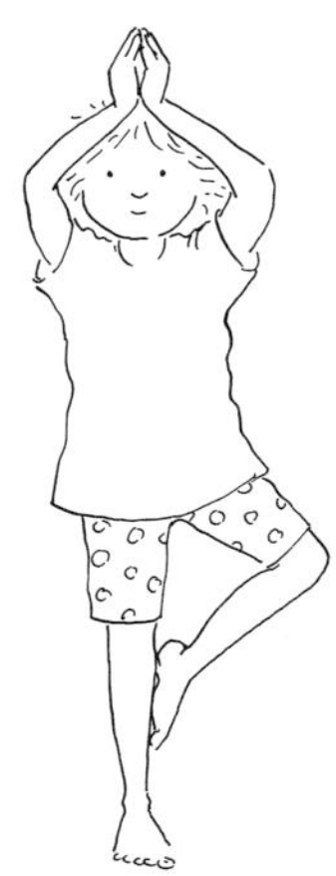

2. Körperwahrnehmung

Spiele zur Körperwahrnehmung bewirken, dass die Kinder ihren Körper besser kennen und verstehen lernen. Sie erfahren mehr über die Funktionen der einzelnen Körperteile und bekommen Einblick in den Zusammenhang der verschiedenen Körperfunktionen. Solche Spiele können den Unterricht auflockern, die Konzentration steigern, Beweglichkeit fördern und auch die Koordinationsfähigkeit verbessern. Je älter die Kinder sind, umso mehr Interesse zeigen sie an der Anatomie des Körpers.

Finger und Hände

Die Hände sind wesentlich an der Umsetzung der Gedanken und Ideen des Gehirns in die Tat beteiligt. Hände können viele kleine und große Bewegungen ausführen. Sie sind recht kompliziert gebaut. Jede Hand hat 27 kleine Knochen. Die Handfläche hat 5 Knochen. Der untere Daumenknochen ist schräg zu den Knochen der anderen Finger gestellt, sodass der Daumen zu jedem anderen Finger leicht bewegt werden kann.

Daumenübung

Die Wichtigkeit des Daumens beim Aufnehmen und Festhalten von Gegenständen kann im Spiel erfahren werden, z.B. so: Die Kinder greifen verschiedene Gegenstände mit den Fingern auf, erst ohne, dann mit Daumen, und vergleichen. Dabei beobachten sie ihre Hände und nehmen immer mehr Feinheiten wahr, die bei kleinen Bewegungen ausgelöst werden.

Weitere Fingerübungen

Finger beugen und strecken, einzelne Finger bewegen, wenn die Handfläche auf dem Tisch liegt. Mit ausgestreckten Armen mal die Handflächen, dann die Handrücken nach vorn schieben, als wenn etwas weggeschoben werden müsste.
So werden auch die Schultern bewusst wahrgenommen. Sie können gehoben, gesenkt und gedreht werden. Spiele zur Körperwahrnehmung können in vielfältigen Variationen ausgeführt werden. Beispielsweise können Instrumente angeben, welche Körperteile bewegt werden sollen. Beim „Zauberspiel" zeigt der Zauberstab an, auf welches Körperteil beim Laufen eine Hand aufgelegt wird. Freies Bewegen nach Musik kann unterbrochen werden, um einzelne Körperteile zur Bewegung frei zu geben.

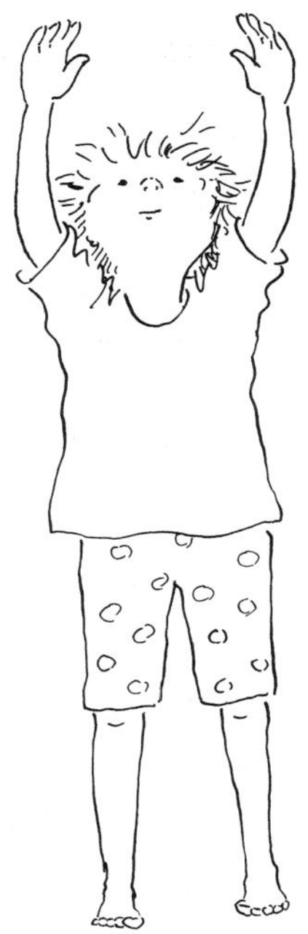

Spiel der Fische – Kräftigungsübung für Hände, Arme und Schultern

Text	Bewegungen
Auf dem Meer bewegen sich die Wellen auf und ab.	*Wellenbewegungen mit Armen und Händen machen.*
Ein kleiner Fisch kommt angeschwommen.	*Handgelenk der rechten Hand auf- und abklappen.*
Er trifft einen anderen Fisch.	*Handgelenk der linken Hand auf- und abklappen.*
„Komm, spielen wir zusammen", sagt der eine Fisch, und gemeinsam schwimmen sie vor und zurück.	*Handflächen aneinanderlegen, Ellbogen nach außen drücken und die aneinandergelegten Hände nach vorn und hinten bewegen, sodass die Fingerspitzen einmal vom Körper weg und einmal zum Körper hin zeigen.*
Da kommt eine hohe Welle, und sie tauchen tief in die Welle ein.	*Hände über die Fingerspitzen öffnen, die Handflächen zeigen zum Boden, dann die Handflächen nach außen bewegen, bis die Handrücken aneinanderliegen und auch die Unterarme sich berühren.*
Dann lassen sie sich von der Welle hoch bewegen	*Handflächen über die Fingerspitzen wieder aneinanderlegen, auch die Unterarme berühren sich.*
und tauchen anschließend wieder ins Wasser ein, mal auf, mal ab, wie die Wellen.	*Vorangegangene Bewegungen einige Male wiederholen.*
Nun bleiben sie hoch auf der Welle, schauen aufs Meer und lassen sich leicht nach links und nach rechts wiegen.	*Handflächen und Unterarme liegen aneinander, die Hände aus den Handgelenken heraus abwechselnd nach links und rechts beugen.*
Zum Schluss tauchen sie noch einmal tief ins Wasser, verabschieden sich, und jeder schwimmt in seine Richtung.	

Zauberstab-Spiel

Körperteile erspüren

Die Kinder stehen mit geschlossenen Augen im Kreis. Ein Kind geht nach leiser Musik mit dem Zauberstab herum und berührt nacheinander die Kinder an bestimmten Körperteilen. Die Kinder legen eine Hand an die Stelle, wo sie mit dem Zauberstab berührt wurden. So folgen sie dem Kind mit dem Zauberstab, bis sie wieder „erlöst" werden. Erlöst werden sie, wenn sie noch einmal vom Zauberstab berührt werden und sagen können, wie das Körperteil, das sie halten, heißt. Wissen sie es nicht, können sie sich bei einem anderen Kind Hilfe holen.

Spiel mit Cent-Stücken

Körperteile erkennen

Jedes Kind bekommt 5 1-Cent-Stücke.
Die Klangschale ertönt, und sie konzentrieren sich. Man nennt ein Körperteil und eine Zahl im Zahlenraum 1–5.
Die Kinder legen die entsprechende Anzahl Cent auf das genannte Körperteil.

Beispiel

Rechte Hand und 3: Die Kinder legen 3 Cent auf die rechte Hand und versuchen, sie hier 1 Minute zu halten. Dieses Spiel kann man auch variieren, indem man ein Partnerspiel daraus macht:
Je 2 Kinder sitzen sich gegenüber und legen sich gegenseitig die genannte Anzahl Cent auf ein bestimmtes Körperteil und halten 1 Minute still.

Fingerkuppen-Spiel

Körperteile finden

Die Kinder schließen die Augen, führen die Arme seitlich gestreckt nach oben, die Handflächen stehen sich gegenüber, und die Fingerkuppen finden zueinander. Dann werden die Arme seitlich wieder nach unten geführt, und die Fingerkuppen berühren den Bauch. Diese Übung wird dann im Atemrhythmus gemacht: Einatmend die Arme nach oben führen, ausatmend die Fingerkuppen auf den Bauch legen. Diese Übung kann man folgendermaßen erweitern: Die Kinder finden mit geschlossenen Augen ein Körperteil.

Beispiel

Der Zeigefinger zeigt auf die Nase, der Daumen findet den Bauchnabel, der kleine Finger zeigt auf das Ohr, …
Auch die Finger können sich gegenseitig mit geschlossenen Augen finden, z.B.: der rechte Mittelfinger findet den linken Daumen usw.

Haben die Kinder so ihren eigenen Körper ertastet, kann die gleiche Übung als Partnerübung gemacht werden. Die Kinder bewegen sich nach Musik frei im Raum. Auf ein verabredetes Signal finden je 2 Kinder zusammen. Sie bekommen immer neue Anweisungen, wo sie sich beim Zusammentreffen berühren sollen.

Beispiel

Rücken an Rücken, Nase an Nase, die rechten Fußsohlen berühren sich usw.

Bildhauer-Spiel

Körper ertasten

Jeweils 3 Kinder bilden eine Gruppe. Ein Kind bekommt die Augen verbunden oder schließt sie fest. Nun stellt sich ein zweites Kind in eine bestimmte Position, die das Kind mit verbundenen Augen ertastet, um diese Position am dritten Kind nachzubilden. Dann schaut es sich das „Kunstwerk" an und stellt fest, wie die Nachbildung gelungen ist.

Variante

Jeweils 3 Kinder bilden eine Gruppe. Ein Kind ist Bildhauer, schließt die Augen, oder sie werden verbunden. Ein zweites Kind zieht eine Karte aus einem Yoga-Spiel (für das Spiel bildet man auf Karteikärtchen Yoga-Positionen z.B. als Strichzeichnungen ab) und stellt die auf der Karte abgebildete Position nach. Das „Bildhauerkind" ertastet die Stellung und bildet sie an einem dritten Kind nach, indem es die Körperteile in die entsprechenden Stellungen bringt. Dann schaut es sich das „Kunstwerk" an und verbessert gegebenenfalls, was nicht gelungen ist.

Statuen-Spiel

Bewegungen koordinieren

Ein Kind hält den Zauberstab und beschreibt genau, welche Stellung die anderen Kinder einnehmen sollen. Ist die gewünschte Position erreicht, wird der Zauberstab an ein anderes Kind weitergereicht.

Beispiel

Der rechte Daumen geht zum linken Nasenloch, die linke Hand fasst den linken Fuß und hebt ihn so hoch, dass die linke Ferse die linke Pobacke berührt.

Zauberlöwe-Spiel

Yoga-Stellungen erkennen

Ein Kind sitzt in der Löwenstellung *Simhasana* (siehe S. 35). Mit lautem Gebrüll verzaubert der Löwe die anderen Kinder, die in eine erdachte Stellung gehen, sobald das Geschrei ertönt. Der Löwe muss erraten, welche Stellung die anderen Kinder eingenommen haben. So werden sie vom Zauber wieder befreit, und ein anderes Kind spielt den Zauberlöwen.

3. Die Atmung

Atemübungen eignen sich zu Beginn des Unterrichts, aber auch als Auflockerung bei Arbeitsphasen, wenn Ermüdungserscheinungen auftreten. Wichtig ist, diese Übungen bei geöffnetem Fenster oder sogar ganz im Freien durchzuführen.

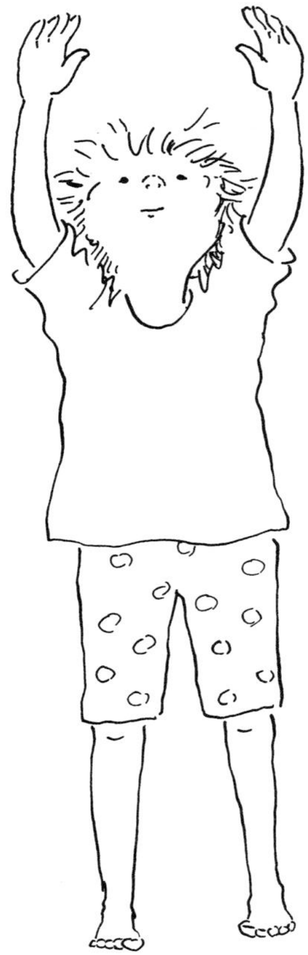

Wärme atmen

Die Vorstellungskraft der Kinder ist leicht zu aktivieren. Besonders in den Wintermonaten beobachte ich nach den großen Pausen, wenn die Kinder vom Schulhof in die Klasse kommen, wahre „Hustenkonzerte". In diesen Fällen kann ganz einfach Abhilfe geschaffen werden. Die Kinder reiben ihre Handinnenflächen so lange aneinander, bis sie ganz warm sind. Dann legen sie die warmen Hände auf die Lunge und „atmen die Wärme ein", ganz tief und gleichmäßig.

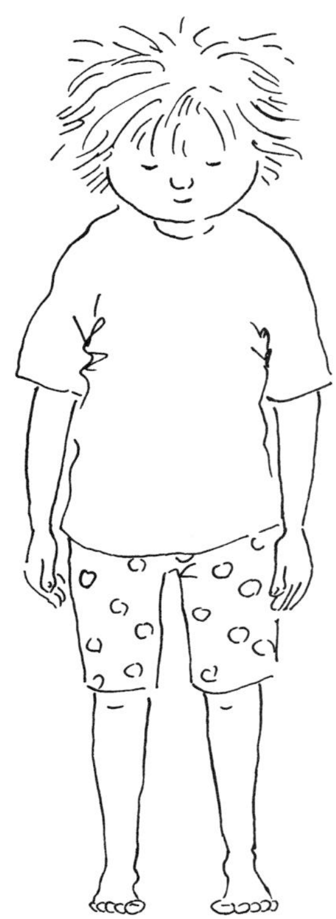

Lunge aufblasen

Die Kinder stellen sich die Lunge als Luftballon vor, den sie mit der Einatmung „aufblasen". Der Brustkorb wird ganz weit. Beim Ausatmen wird der Brustkorb wieder schmaler, die Luft strömt aus.

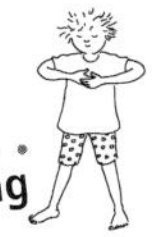

Atem beobachten

Die Kinder legen sich ein Kuscheltier auf den Bauch und beobachten, wie der Atem den Bauch und das Kuscheltier bewegt. Dabei beruhigen sie sich, da sie das Kuscheltier auf dem Bauch halten möchten. Eine weitere Möglichkeit, den Weg der Atmung zu beobachten, ist das Auflegen der Hände auf bestimmte Körperteile.

Atem spüren

Die Hände liegen auf dem Bauch und spüren, wie der Einatem die Bauchdecke hebt und wie der Ausatem sie wieder senkt. Die Hände liegen an den Flanken, und die Kinder spüren, wie der Einatem den Brustkorb weitet und der Ausatem ihn wieder schmaler werden lässt. Die Fingerkuppen liegen unter den Schlüsselbeinen, und die Kinder spüren, wie der Atem in die Lungenspitzen fließt.

Partnerübung zur Beobachtung des Atems

Die Kinder sitzen Rücken an Rücken und beobachten zuerst ihren eigenen und dann den Atem des Partners. Nach einer Weile heben sie einatmend die Arme über die Seiten nach oben über den Kopf, fassen die Hände und wiegen sich leicht nach links und rechts.

Vorbereitung

Kuscheltier oder Sandsäckchen bereitlegen.

Lernziel

Die Kinder werden sich der Atmung und ihrer Funktion bewusst.

So geht es

Die Kinder liegen entspannt am Boden und beobachten, wie sie ausatmen und einatmen. Wenn alter Atem gegangen ist, strömt neuer Atem ein. Zwischen Ausatem und Einatem entstehen kleine Pausen. Wichtig ist, die Kinder zum Beobachter werden zu lassen, sie sollen nicht in ihren Atemvorgang eingreifen, sondern es einfach geschehen lassen. Jetzt legen sie sich ein Kuscheltier oder Sandsäckchen auf den Bauch und beobachten, wie der Atem es wiegt, hinauf und hinab. Nach einer Weile nehmen sie es wieder herunter und legen die Hände auf das Sonnengeflecht, das etwa 2–3 cm über dem Bauchnabel liegt. Sie nehmen die Atembewegung unter den Händen wahr. Um die Zwerchfellmuskulatur anzuregen, die für eine tiefe Atmung wichtig ist, können beim Ausatmen Töne erzeugt werden. Die Kinder atmen ein, spüren mit den Händen ins Sonnengeflecht und atmen aus, indem sie ein „brummmm" tönen. Sie können auch auf fffff, sssst, aaaaa, ooooo, uuuuu, mmmm ausatmen. Die AOUM-Atmung kann durch Bewegung vertieft werden.

A: Die Arme weit öffnen und nach vorne führen. Der Brustkorb wird offen und weit, der Atemfluss verbessert.

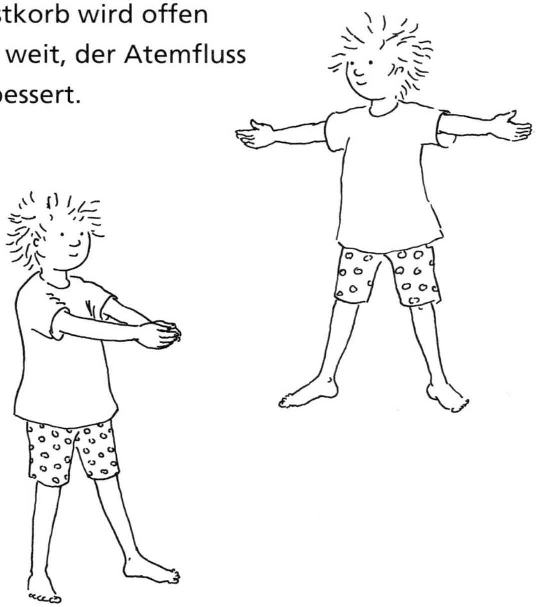

U: Mit den Händen zum Becken gleiten. Der Ton wirkt wohltuend auf die inneren Organe.

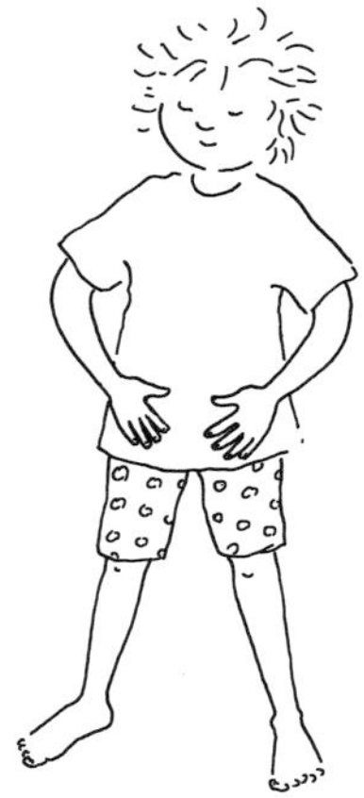

O: Hände auf die Brust legen, Ellbogen nach außen dehnen. Das Herz wird belebt, der Kreislauf tonisiert.

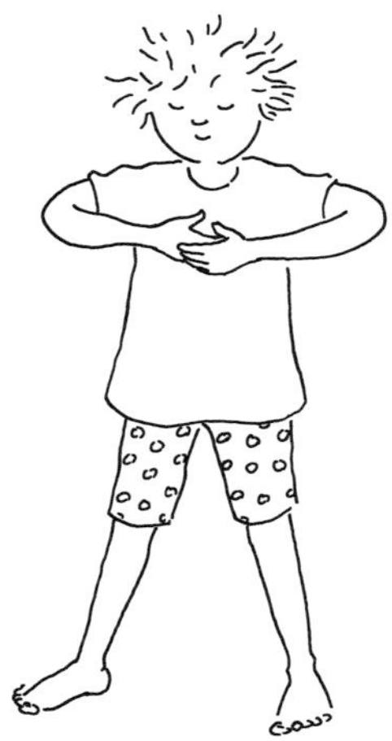

M: Handflächen seitlich an den Kopf legen. Die Kopfregion wird beeinflusst.

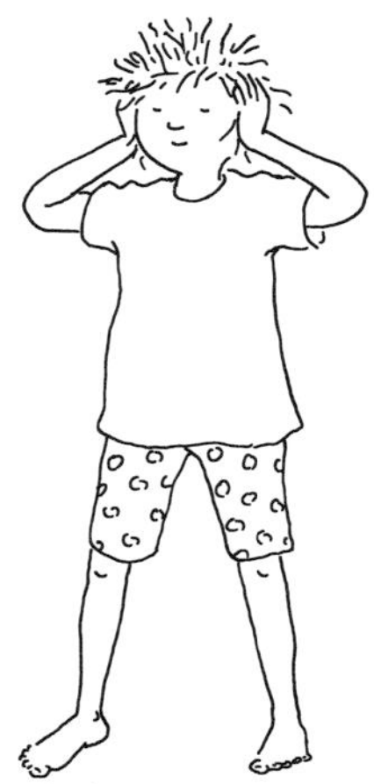

4. Asanas – Körperhaltungen

Kinder lernen Asanas spielerisch ...

... durch Nachahmung, aber auch durch eigenes Ausprobieren. Erwachsene brauchen meist mehr Anleitungen, Erklärungen und wollen wissen, wofür die Übungen gut sind. Wichtig ist bei allen Übungen ein guter Kontakt zum eigenen Körper, das Wissen um die Grenzen, aber auch ein Zutrauen zu seinen individuellen Fähigkeiten und Möglichkeiten. Yoga sollte man immer ohne Leistungsdruck üben, nur so kann man eines der wesentlichen Ziele erreichen, die Gedanken zur Ruhe kommen zu lassen. Konzentrationsschwäche, Nervosität, Zerstreuung und innere Spannungszustände resultieren aus der ständigen Reizüberflutung und der Unfähigkeit, störende Gedanken ein-fach mal abzustellen. Viele Stresserkrankungen treten schon im frühen Kindesalter auf. Nervöse, angespannte und ängstliche Stimmungen können Verspannungen der Muskulatur, Kopfschmerzen, Magenbeschwerden, Schlafstörungen und noch viele andere Beschwerden hervorrufen. Aktives Entspannen mit Yogaübungen kann solchen Störungen vorbeugen, sie lindern oder sogar beseitigen. Ist der Körper entspannt, wächst die Fähigkeit, körpereigene Energie besser zu nutzen und so die Lebensfreude zu steigern. Ist eine Übung noch mit viel Anstrengung und äußerem Kraftaufwand verbunden, ist man auch mit seiner Aufmerksamkeit noch mehr nach außen gerichtet. Man sollte sich beobachten und seine Empfindungen und Gefühle wahrnehmen. So wird man mit der Zeit immer feinfühliger, achtsamer, und die Konzentration richtet sich mehr auf die Vorgänge in einem selbst.

Wichtig: Kinderyoga ist anders als Erwachsenenyoga. Die Ansagen zum Atem sind für ältere und geübte Kinder gedacht. Kleine Kinder lassen den Atem fließen. Die Wahrnehmung des Atems wird geschult. Im Gegensatz zu Erwachsenen sollten Kinder nicht zu lange in den Yogastellungen verweilen (ca. 5 Sek.). Kinder sind im Aufbau. Die Wirkungen stellen sich bei Kindern früher ein, als bei Erwachsenen. Aus diesem Grunde ist für Kinder ein spielerischer Yoga angemessen, der in Geschichten, Spielen, Liedern, Sprechversen und Tänzen im Fluss ist. Wichtig ist, dass man die Technik der Übungen sicher beherrscht, sodass sie guttun.

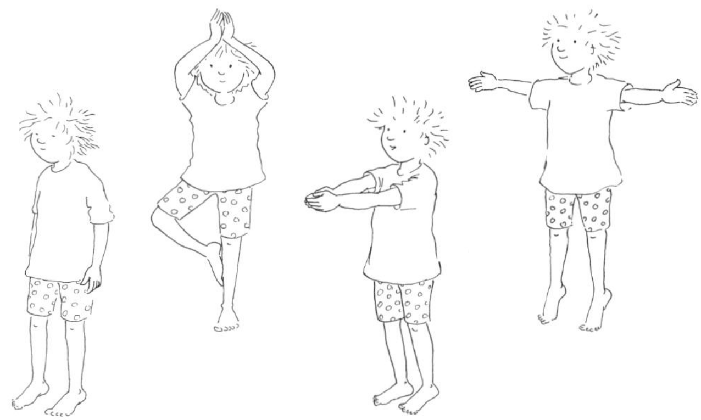

Adler – Garudasana (auch Seeadler)

So geht es

Stelle dich aufrecht hin, und breite deine Arme seitlich auf Schulterhöhe aus. Drehe den Oberkörper nach links und rechts, und halte dabei deine Arme in Verlängerung der Schultern. Achte darauf, dass dein Becken nach vorn gerichtet bleibt. Hilfreich ist es, wenn du bei der Drehung nach rechts die rechte Hüfte nach vorn schiebst und bei der Drehung nach links die linke Hüfte.

Wirkung

Bei dieser Übung wird dein Körper aufgerichtet. Die Muskeln deiner Arme und Schultern werden gekräftigt, die Brustwirbelsäule kommt in Bewegung, wobei sich die Atmung verbessert. Diese Übung fördert auch die Körperwahrnehmung.

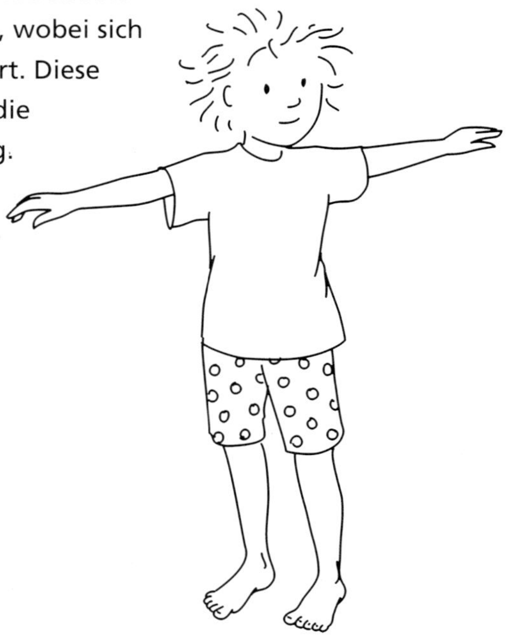

Affe

So geht es

Du stehst aufrecht und trommelst mit den Fäusten auf die Brust. Dabei kannst du laut „Uahhh …“ brüllen.

Wirkung

Bei dieser Übung kräftigst du deine Stimmbänder, deine Ausatmung wird verlängert, was sich auch beruhigend auf das Nervensystem auswirkt.

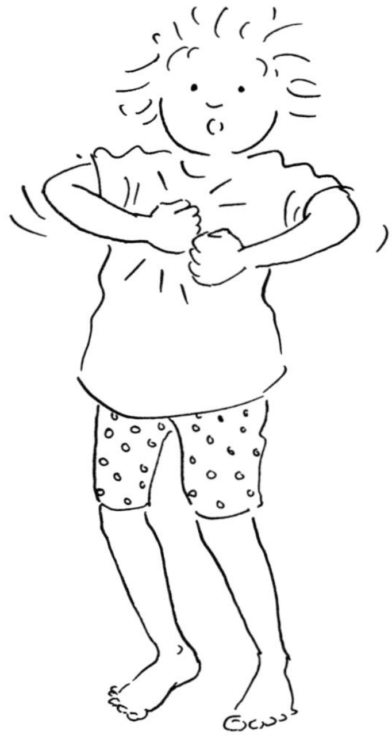

Affentanz

So geht es

Stehe aufrecht, und hüpfe abwechselnd vom linken auf den rechten Fuß. Ziehe die Knie dabei hoch, und schlage mit der linken Hand auf das rechte und mit der rechten Hand auf das linke Knie.

Wirkung

Beim Affentanz verbesserst du deine Koordination. So können deine Gehirnhälften besser zusammenarbeiten. Auch die Konzentration und Aufmerksamkeit werden gefördert.

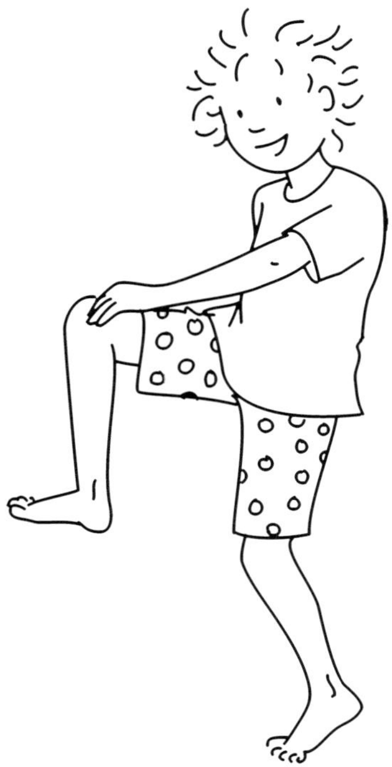

Bär – Chatuspadasana

So geht es

Stelle dich in den Vierfüßlerstand, die Knie sind unter den Hüften und die Hände unter den Schultern. Strecke die Beine, und stelle die Füße auf den Boden. Laufe mit gestreckten Armen und Beinen auf Händen und Füßen, ohne die Knie und Ellbogen zu beugen.

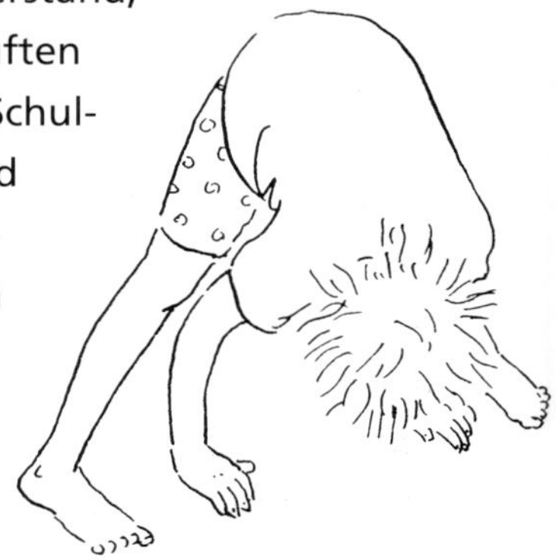

Variante: Tanzbär

So geht es

Stelle dich aufrecht hin, breite deine Arme auf Schulterhöhe, richte die Unterarme senkrecht zu den Oberarmen, und tanze mit gestreckten Beinen.

Wirkung

Wenn du die Bären-Übung machst, kräftigst du deine Arme und Beine, deine Hand- und Fußgelenke. Auch dein Kopf wird gut durchblutet. Durch das Laufen mit gestreckten Armen und Beinen verbessert sich die Koordination deines Körpers. Vorsicht bei Bluthochdruck!

Baum – Vrksasana

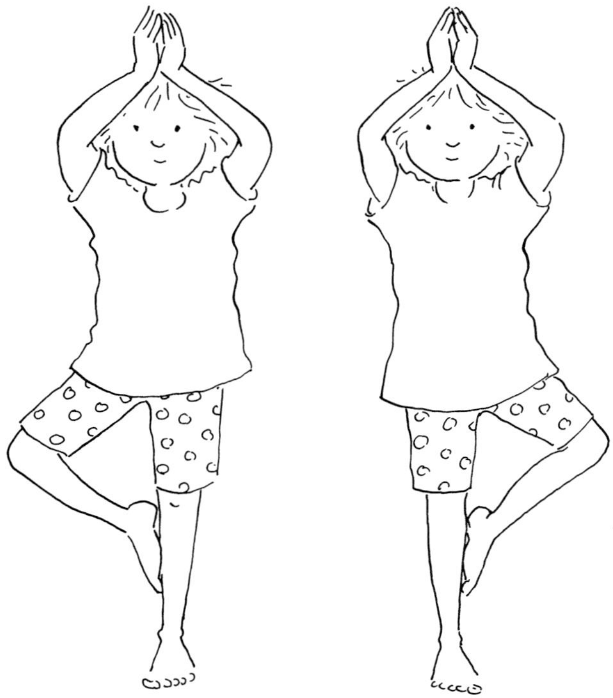

So geht es

Richte im aufrechten Stand die Augen auf einen Punkt. Verlagere das Gewicht auf den linken Fuß, stelle den rechten Fuß an die Innenseite des linken Beines. Dehne das Knie nach außen. Hebe die Arme, und lege die Handflächen über dem Kopf aneinander. Wiederhole das Gleiche auf dem anderen Bein.

Wirkung

In der Baumstellung werden deine Füße und Beine gekräftigt. Du schulst dein Gleichgewicht und lernst, äußerlich und innerlich ruhig zu werden. So wird auch deine Konzentration und Aufmerksamkeit gefördert und dein Selbstbewusstsein gestärkt.

Berg – Tadasana

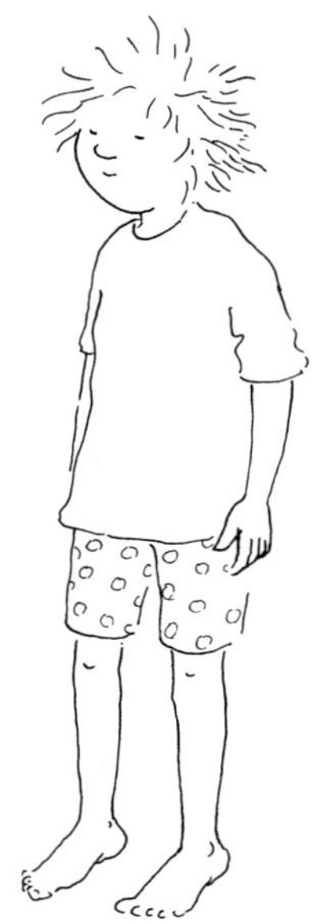

So geht es

Stelle dich aufrecht hin. Deine Füße sind nebeneinander und fest am Boden, die Beine und Wirbelsäule sind gestreckt. Dehne den Kopf nach oben, so als wenn er von einem Faden gezogen wird, der in der Mitte des Kopfes befestigt ist. Dehne die Schultern nach hinten unten und außen. Ziehe die Arme nach unten, und lege deine Hände seitlich an die Oberschenkel.

Wirkung

In dieser Übung lernst du, ruhig und achtsam zu werden. Dein Körper wird aufgerichtet, standfest und stabil. Das hilft dir, alle Anforderungen, die auf dich zukommen, besser zu meistern.

Biene

So geht es

Stehe aufrecht, und breite die Arme seitlich auf Schulterhöhe aus. Beuge die Knie, strecke den Po nach hinten, und beuge den Oberkörper gestreckt vor, als ob du dich auf einen Stuhl setzen würdest. Der Oberkörper liegt auf den Oberschenkeln. Bewege die Hände und Finger, und summe wie eine Biene.

Wirkung

In der Stellung der Biene wird dein Rücken gedehnt. Deine Hüftbeuger, Arme, Beine, Hand- und Fußgelenke werden gekräftigt und der Bauchraum gut durchblutet. Wenn du summst wie eine Biene, verlängert sich deine Ausatmung. Das kräftigt den Atem, wirkt aber auch beruhigend.

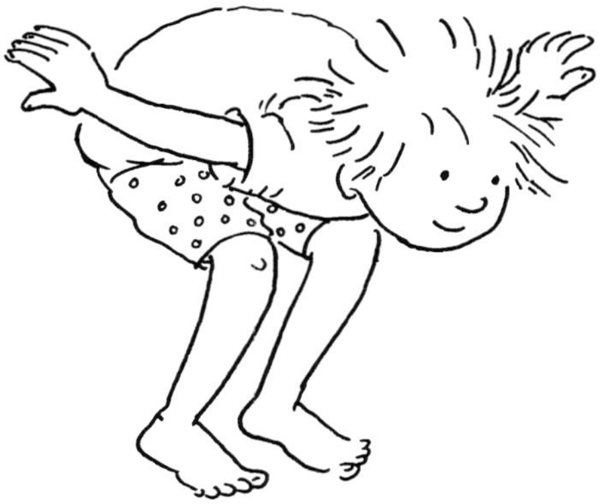

Blatt – Variation von Yoga Mudra

So geht es

Sitze im Fersensitz, lege die Hände mit den Handrücken an den Boden, die Fingerspitzen weisen nach hinten. Bringe den Kopf langsam zum Boden, und lasse die Hände dabei nach hinten gleiten, bis sie neben den Füßen sind.

Wirkung

In dieser Stellung kannst du dich gut entspannen. Dabei wird der Kopf gut durchblutet.

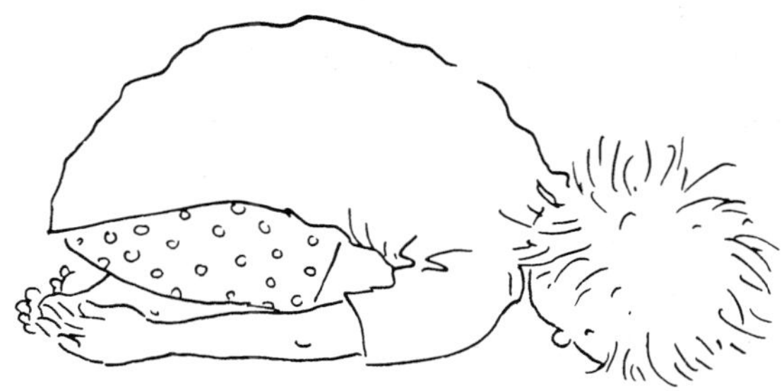

Blume (Lotosblume) – Variation von Padmasana

So geht es

Lege im Sitz mit gekreuzten Beinen die Handflächen vor der Brust aneinander, und beuge den Oberkörper weit vor, bis die Stirn am Boden liegt. So schläft die Lotosblume. Dann richte dich langsam auf, und strecke die Arme nach oben. Die Handflächen bleiben dabei fest aneinandergedrückt. Wenn die Arme gestreckt sind, befinden sich die aneinanderliegenden Hände über dem Scheitelpunkt und die Oberarme neben den Ohren. Das ist die Knospe. Dann breite die Arme seitlich auf Schulterhöhe aus, richte die Unterarme senkrecht zu den Oberarmen auf, und klappe die Handflächen nach oben auf. So leuchtet die Blüte. Wenn die Blume ihre Blütenblätter wieder zusammenfaltet, strecke die Arme wieder nach oben, lege die Handflächen über dem Kopf aneinander, beuge die Ellbogen, und senke die Hände vor die Brust. Dann beuge den Oberkörper gestreckt vor, bis die Stirn am Boden liegt.

Wirkung

Die Stellung der Lotosblume hilft dir, dich in eine Blume hineinzuversetzen und das Blühen und Verblühen nachzustellen. Dabei wird die Wirbelsäule aufgerichtet, der Rücken, die Arme, die Schultern und Hände werden gekräftigt und dein Selbstbewusstsein gestärkt.

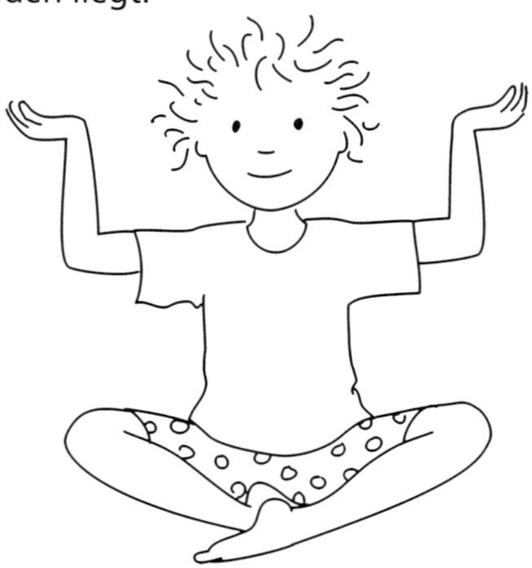

Blume mit den Händen (Lotosmudra)

So geht es

Stehe oder sitze aufrecht, lege die Handflächen vor der Brust aneinander, dehne die Ellbogen zu den Seiten, löse die Finger voneinander, spreize sie, und dehne sie nach außen. Deine Daumen und kleinen Finger behalten Kontakt.

Wirkung

Diese Übung hilft dir, deine Nerven zu beruhigen, wenn du aufgeregt und unruhig bist. So kannst du deine Achtsamkeit schulen. Gleichzeitig kräftigst du deine Hände und Finger.

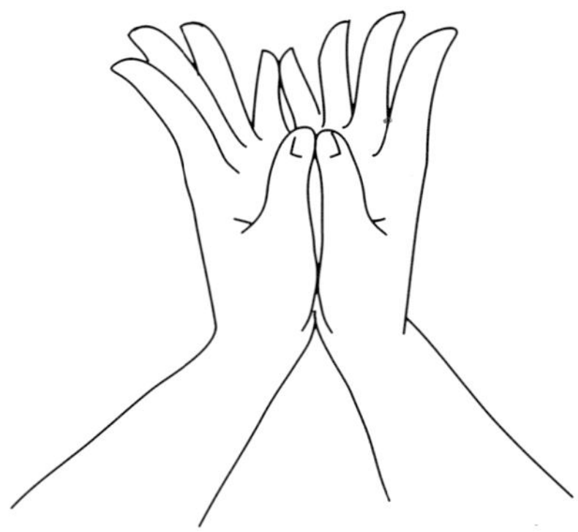

Sternenblümchen

So geht es

Winkle im aufrechten Sitz die Knie an, lege den rechten Arm von innen unter die rechte Kniekehle und den linken Arm unter die linke Kniekehle. Hebe die Füße dabei vom Boden, lege die Fersen aneinander, und dehne die Füße nach außen. Richte die Handflächen nach oben, und spreize die Finger.

Wirkung

Stelle dir vor, wie du mit deinem Körper ein kleines Sternenblümchen formst. Dabei kräftigst du deinen Rücken, deine Arme, Beine, Füße und Hände. Du schulst auch dein Gleichgewicht und stärkst das Selbstbewusstsein.

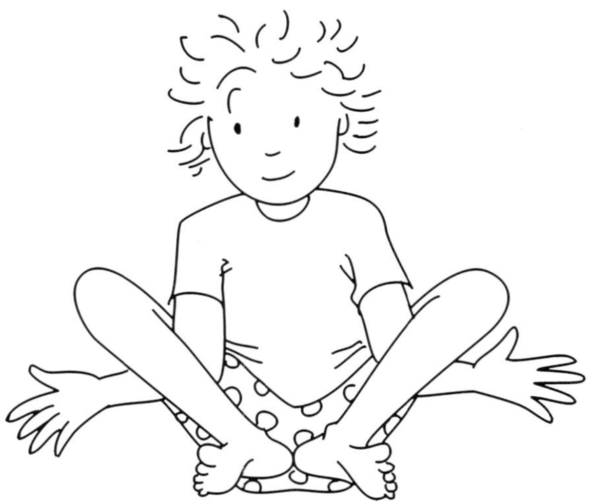

Sonnenblume

So geht es

Hebe im aufrechten Stand die Arme über die Seiten, spreize die Finger, und lege die Fingerkuppen aneinander, dehne dabei die Ellbogen nach außen.

Wirkung

In der Sonnenblumen-Übung wird dein ganzer Körper aufgerichtet, gedehnt und gekräftigt.

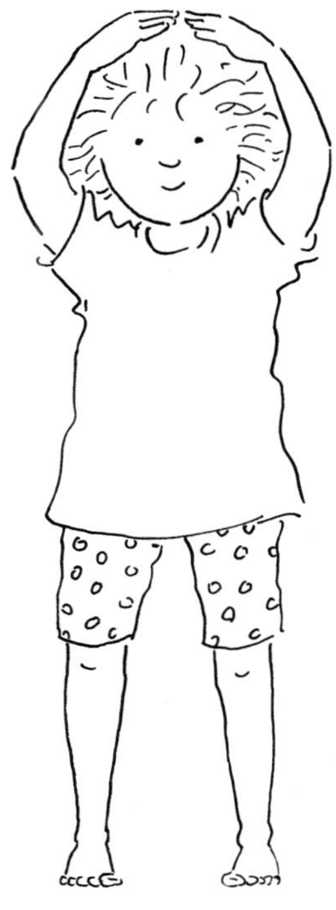

Boot – Navasana

So geht es

Sitze im Langsitz, winkle die Knie an, fasse mit den Händen in die Kniekehlen, lehne dich etwas zurück, und löse die Füße vom Boden. Strecke deine Beine aus und die Arme auf der Höhe der Knie nach vorn. Fällt dir diese Übung anfangs schwer, lege die Hände neben dem Po an den Boden, und strecke die Beine nicht ganz durch.

Wirkung

In dieser Übung kannst du dir vorstellen, über das Wasser zu gleiten. Das Wasser trägt dich, aber auch du kannst etwas über das Wasser tragen. Deine Bauch- und Halsmuskeln und die Hüftbeuger werden gekräftigt, dein Gleichgewicht gefestigt, die Konzentration gefördert und dein Selbstbewusstsein gestärkt.

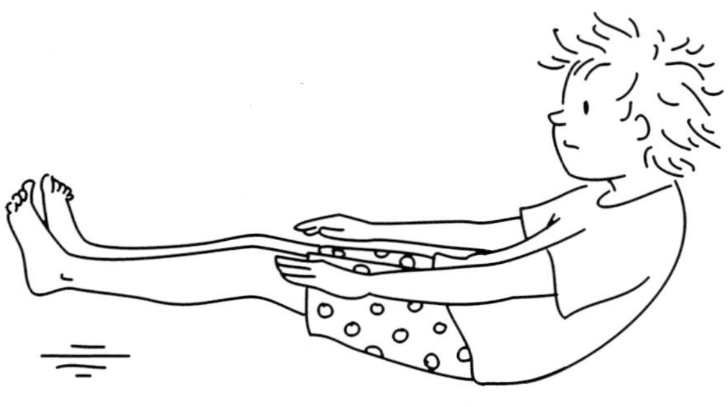

Elefant

So geht es

Stehe aufrecht, fasse mit dem rechten Daumen und Zeigefinger an die Nase, lege den linken Arm in die rechte Armbeuge, und schwinge ihn hin und her, dabei stampfe mit den Füßen. Zum Tröten dehne den linken Arm nach oben. Versuche auch, mit dem „Rüssel" an den Boden zu kommen, ohne die Knie zu beugen.

Wirkung

Wenn du in dieser Übung stampfst wie ein Elefant, kräftigst du deine Füße, Beine, Arme und Schultern. Beim Vorbeugen dehnst du die Rückseiten deiner Beine. Das ist gut für deinen Rücken. Auch dein Kopf wird gut durchblutet.

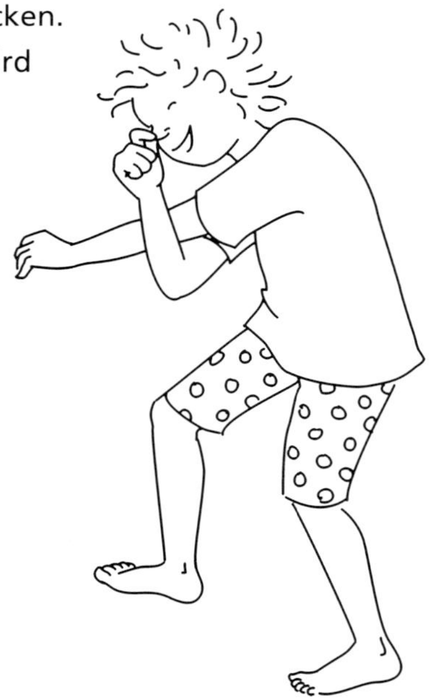

Fisch (einfache Version)

So geht es

Grätsche in der Rückenlage die Beine, dehne die Fußsohlen nach vorn, lege die Handflächen vor der Brust aneinander, sodass die Daumen das Brustbein berühren. Dehne die Ellbogen nach außen, und bewege sie wie Fischflossen dabei auf und ab.

Wirkung

In dieser Fischstellung dehnst du den Körper und kräftigst deine Schultern.

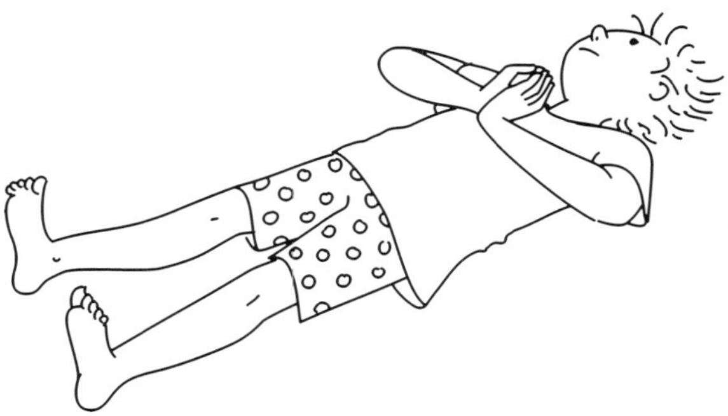

Fisch (fortgeschrittene Version) – Matsyasana

So geht es

Grätsche in der Rückenlage die Beine leicht, und dehne die Fußsohlen nach vorn. Führe die Arme unter dem Körper dicht zusammen. Die Handflächen berühren den Boden. Drücke die Ellbogen fest an den Boden, und führe die Schulterblätter dichter zusammen, sodass sich die Brust vorwölbt. Der Po bleibt am Boden und wird angespannt. Lasse den Kopf mit gedehntem Nacken nach hinten hängen. Wenn du kräftig bist und den Oberkörper hochgewölbt halten kannst, setze den Kopf am Boden auf, löse die Arme vom Boden, und lege die Hände aneinander und auf die Brust. Die Finger weisen zum Gesicht.

Achtung: Diese Version nur ausführen, wenn der Kopf nicht zu viel Gewicht tragen muss.

Wirkung

In dieser Position stärkst du die Muskulatur der Wirbelsäule und dehnst die Bauchmuskeln. Die Bauchorgane werden aktiviert. Dein Atem vertieft sich, und das Drüsensystem wird angeregt.

Achtung: Kleine Kinder sollten nur kurze Zeit in dieser Stellung bleiben und lieber die erste Variation üben.

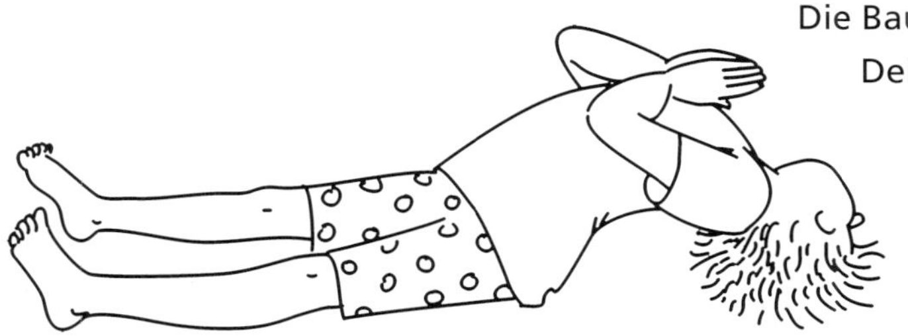

Flamingo

So geht es

Stehe aufrecht, und verlagere das Gewicht des Körpers auf den linken Fuß, schaue auf einen Punkt am Boden, und winkle das rechte Knie an. Fasse das angewinkelte Knie mit beiden Händen, und ziehe es zum Bauch. Dann führe die gleiche Übung auf dem anderen Bein aus.

Wirkung

Du lernst in der Stellung des Flamingos, auf einem Bein zu verweilen. Dabei richtet sich dein Körper gut auf, du schulst dein Gleichgewicht, die Konzentration und Aufmerksamkeit. Dein Selbstbewusstsein wird gestärkt.

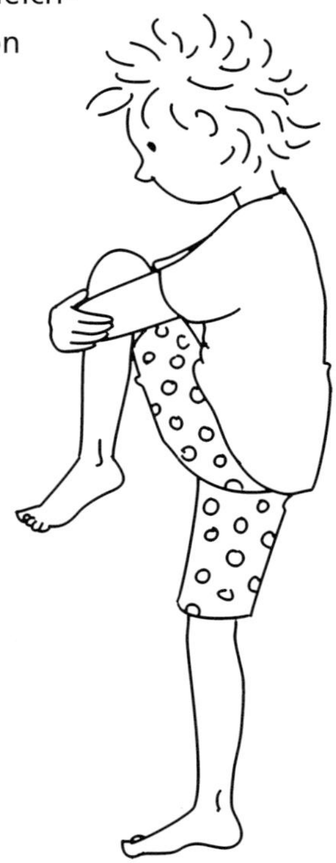

Frosch – Mandukasana

So geht es

Dehne in der Hocke die Knie nach außen, lege die Hände vor der Brust aneinander, dehne deine Ellbogen nach außen, und richte den Rücken auf. Dann strecke die Beine und die Arme, und bringe dabei die aneinandergelegten Hände über den Kopf. Beuge die Ellbogen und Knie wieder, komme so in die Hocke, und senke die Hände vor die Brust. Wechsle die Bewegungen einige Male ab.

Wirkung

In der Stellung des Frosches kräftigst du deine Beine, dehnst und streckst den Körper, dehnst deine Leisten und schulst das Gleichgewicht, die Konzentration und Aufmerksamkeit.

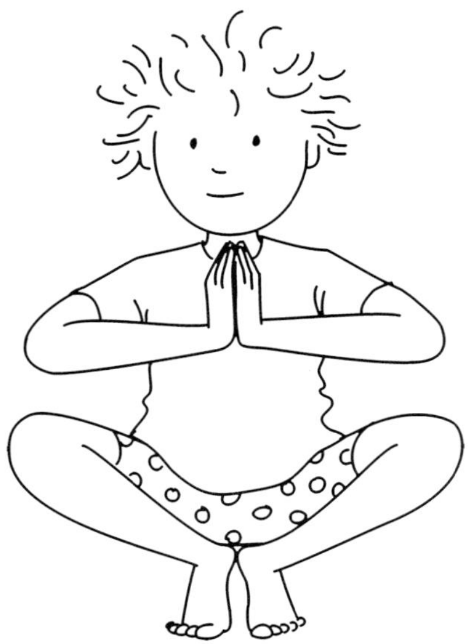

Liegender und schlafender Frosch

So geht es

Dehne im Fersensitz die Knie weit nach außen, drücke die Hände zwischen den Knien auf den Boden, strecke den Oberkörper, und bewege ihn langsam nach vorn. Strecke deine Arme dabei nach vorn aus.

Wirkung

In dieser Stellung kannst du dich gut entspannen und dehnst dabei deine Leisten und den Rücken.

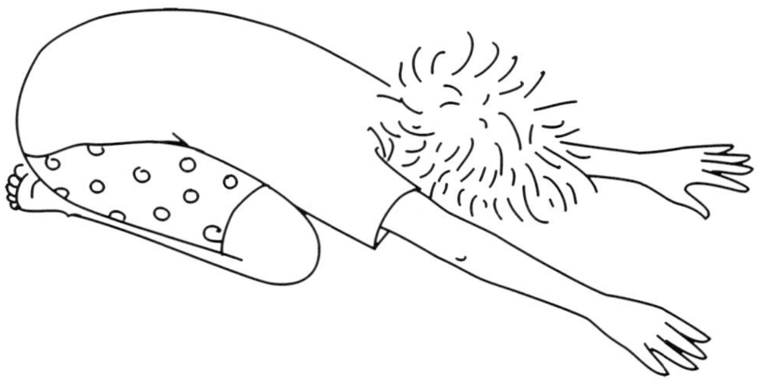

Hahn

So geht es

Breite im aufrechten Stand die Arme seitlich auf Schulterhöhe aus, lasse die Hände aus den Handgelenken heraus senkrecht nach unten zeigen, und stelle dich auf die Zehen. Krähe dabei wie ein Hahn. Stelle die Fußsohlen wieder an den Boden, senke die Arme, und wiederhole die Übung einige Male.

Wirkung

Deine Beine, Zehengrundgelenke, Arme und Handgelenke werden gekräftigt und dein Gleichgewicht geschult. Durch das Tönen von Kikeriki verlängert sich deine Ausatmung.

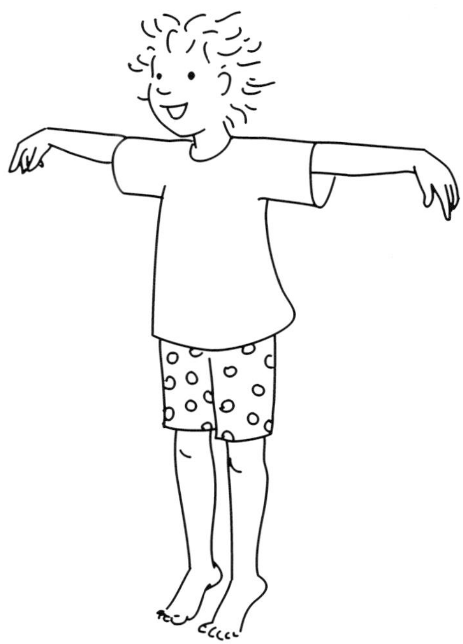

Hase – Shashankasana

So geht es

Lege deine Hände im Fersensitz neben den Knien an den Boden. Strecke deinen Oberkörper, und beuge ihn vor, bis die Stirn am Boden ist. Löse den Po von den Fersen, und rolle den Kopf von der Stirn auf den Scheitelpunkt. Führe die Arme nach hinten, fasse die Hände, strecke die Arme, und dehne die Handflächen nach oben.

Wirkung

In der Stellung des Hasen kräftigst du den oberen Rücken, den Nacken, deine Schultern und Arme. Dein Kopf wird gut durchblutet. Vorsicht bei Bluthochdruck!

Heuschrecke – Salabasana

So geht es

Strecke in der Bauchlage die Arme nach vorn, grätsche die Beine leicht, und hebe die Arme und Beine gleichzeitig gestreckt vom Boden. Der ganze Körper bildet dabei eine Schale.

Wirkung

In dieser Stellung kräftigst du deine Bauch- und Rückenmuskulatur, die Hüften, die Wirbelsäule, und du steigerst deine Konzentrationskraft.

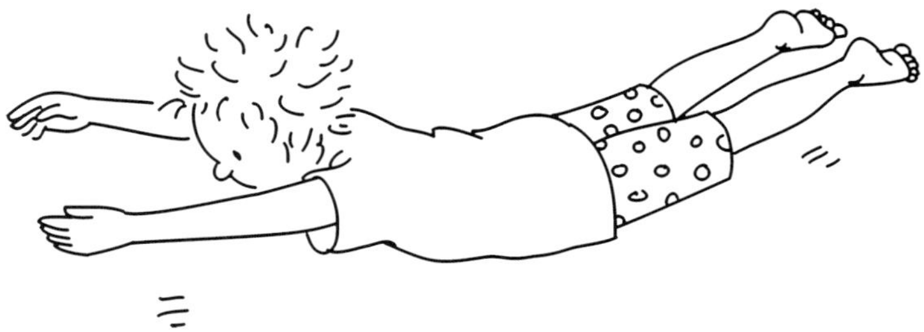

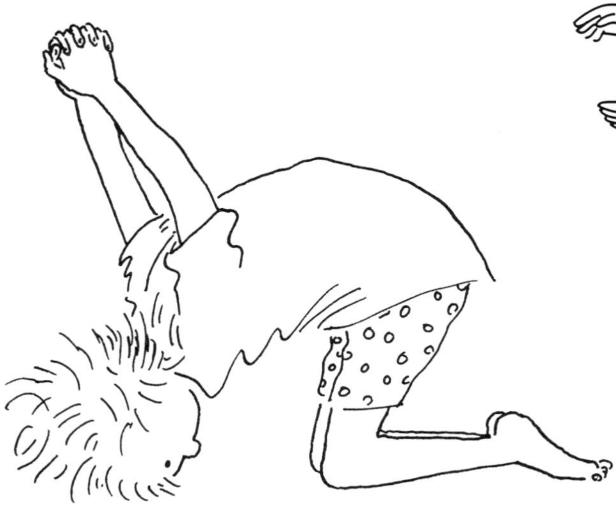

Hund – Adho Mukha Svanasana

So geht es

Komme in den Vierfüßlerstand, die Hände sind unter den Schultern, die Knie unter den Hüftgelenken. Drücke die Hände fest an den Boden, stelle die Zehen auf, dehne den Po nach hinten und oben. Strecke die Arme und Beine so gut es geht. Lasse dein Brustbein nach vorn und unten sinken, und schaue zu deinem Bauchnabel. Ziehe die Schultern nach hinten und unten, und dehne die Fersen zum Boden.

Wirkung

Wenn du dich dehnst und streckst wie ein Hund, kannst du deine gesamte Körperrückseite stärken, deine Arme, Beine und Handgelenke kräftigen und den Brustkorb weiten. Das bewirkt, dass du tiefer atmest. Dein Kopf wird gut durchblutet.

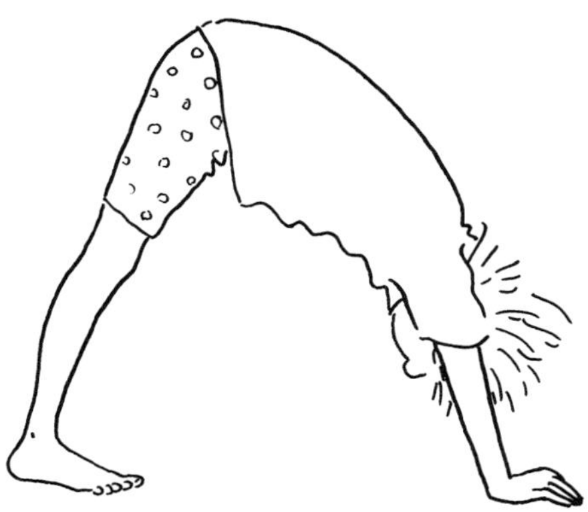

Hund schaut nach oben – Urdhva Mukha Svanasana

So geht es

Aus der Haltung des gestreckten Hundes, der nach unten schaut, stelle die Zehen auf, bewege den Körper nach vorn in eine gerade Ebene, ohne die Knie und Ellbogen zu beugen. Bewege die Brustwirbelsäule in eine Rückbeuge, schaue nach oben. Dabei senken sich die Beine etwas. Halte sie aber gestreckt über dem Boden.

Wirkung

Auch bei dieser Übung wird dein Brustkorb gedehnt und gekräftigt. Dein ganzer Körper kann Stabilität und Kraft sammeln.

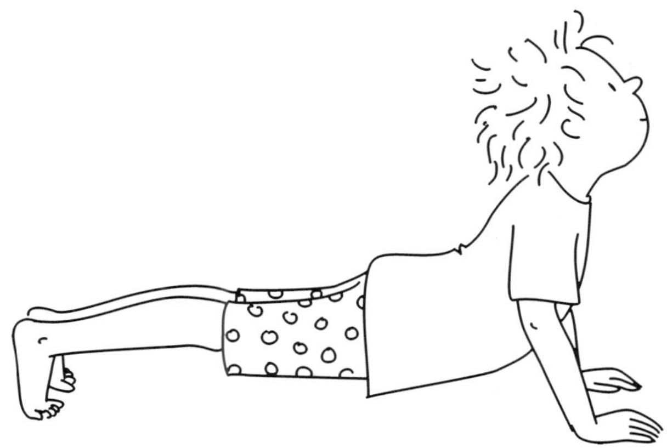

Hund macht Sitz und Männchen

So geht es

Sitz: Komme in den Fersensitz, lege die Hände neben den Knien an den Boden, strecke den Rücken, und hechle dazu.

Männchen: Komme in den Kniestand, drücke die Oberarme seitlich an den Körper, stelle die Unterarme senkrecht, klappe die Hände nach unten, und belle.

Wirkung

Wenn du aufrecht wie ein Hund sitzt, wird die Wirbelsäule gestreckt. Du kräftigst deine Bauchmuskeln, deine Oberschenkel und deinen Atem, wenn du hechelst und bellst wie ein Hund.

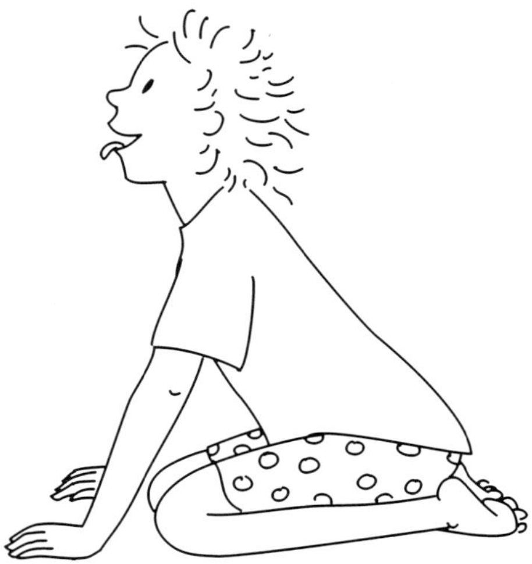

Igel (auch Seeigel) – Variation von Yoga Mudra

So geht es

Lege im Fersensitz die Hände mit den Handrücken an den Boden, die Fingerspitzen weisen nach hinten. Senke den Kopf langsam zum Boden, und lasse die Hände dabei nach hinten gleiten, bis sie neben den Füßen sind. Nun lege die Handrücken auf den Rücken, und richte die Finger wie Stacheln nach oben.

Wirkung

Entspanne dich in dieser Position wie ein Igel, der sich einrollt und nichts hören und sehen will. Dein Kopf wird dabei gut durchblutet, und deine Finger, die ja die Stacheln bilden, werden gekräftigt.

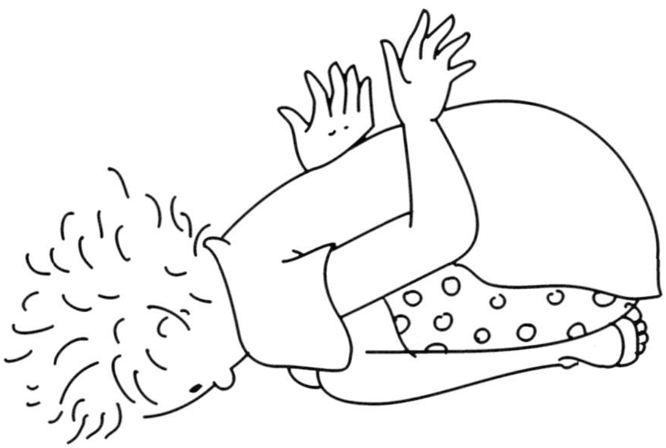

Katze – Chakravakasana

So geht es

Bewege im Vierfüßlerstand die Wirbelsäule abwechselnd in eine Hohlstellung und eine Rundung, dabei töne miau und mio.
Bei miau schaue nach oben, dehne deine Brust nach vorn und oben und den Po nach hinten und oben. Bei mio mache einen Katzenbuckel, indem du die Wirbelsäule nach oben wölbst, nach unten zum Bauchnabel schaust und den unteren Teil der Wirbelsäule nach innen rollst.

Wirkung

Wenn du dich geschmeidig wie eine Katze bewegst, sorgst du dafür, dass deine Wirbelsäule beweglich bleibt. Beim Tönen von miau und mio verlängert sich dein Ausatmen, und du wirst ruhig.

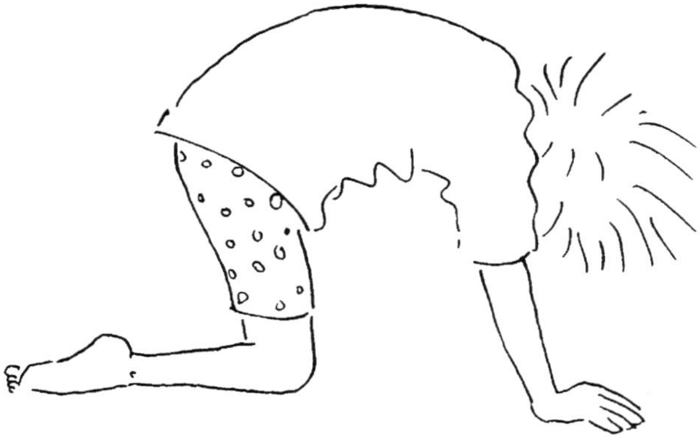

Katze trinkt Milch

So geht es

Schiebe im Vierfüßlerstand den Po an die Fersen, und senke die Stirn an den Boden. Hebe den Kopf, dehne die Ellbogen nach außen, und gib viel Gewicht auf die Hände. Bringe nun den Kopf zwischen die Handflächen, und lasse dabei deine Nase dicht über den Boden schweben. Dabei löst sich der Po von den Fersen. Strecke die Arme, und komme so wieder in den Vierfüßlerstand. Wiederhole die Übung einige Male.

Wirkung

Auch bei dieser Bewegung aktivierst du deine Wirbelsäule, und du kräftigst deine Schultern und Arme.

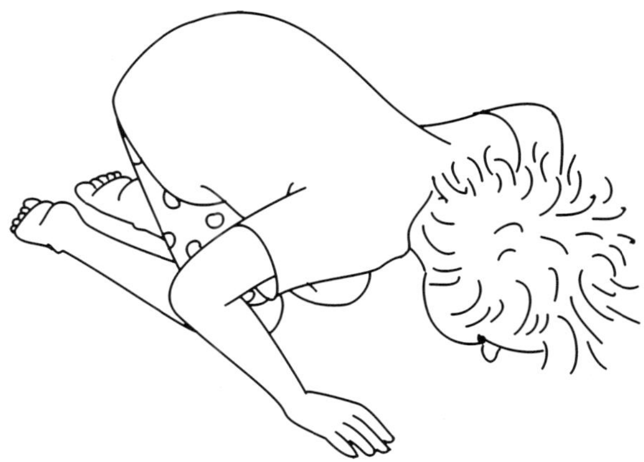

Kobra/Schlange – Bhujangasana

So geht es

Lege in der Bauchlage die Hände in Brusthöhe an den Boden, und richte den Oberkörper auf. Lasse die Schultern sinken, und halte den Oberkörper oben, ohne die Hände zu belasten. Wenn du kräftig bist, kannst du dich auch weiter aufrichten, und mit den Händen hochstützen, dabei spanne aber den Po an, und senke die Schultern. Vielleicht schaffst du es auch, die Knie leicht vom Boden zu lösen.

Wirkung

Wenn du dich gut aufrichtest wie eine Kobra, kräftigst du deinen Rücken. Du dehnst deinen Brustkorb, sodass du tiefer atmest. Dein Nervensystem beruhigt sich, und dein Selbstbewusstsein wächst. Vorsicht bei Herzenge!

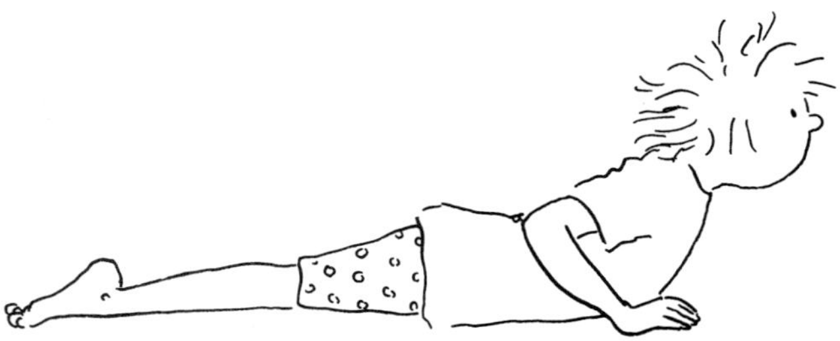

Krabbe – Variation von Dvipada Pitham

So geht es

Lege dich auf den Rücken, winkle die Knie an, und stelle die Füße dicht am Körper auf. Nun breite die Arme in Schulterhöhe aus, und lege die Unterarme senkrecht zu den Oberarmen nach hinten. Die Oberarme liegen in Verlängerung der Schultern am Boden. Löse den Rücken Wirbel für Wirbel vom Boden, bis die Schultern, Arme und Füße deinen Körper tragen. Dabei spreize die Finger weit auseinander. Dann lege den Rücken langsam Wirbel für Wirbel wieder an den Boden zurück, und balle die Hände zu Fäusten. Wechsle die Bewegungen einige Male ab.

Wirkung

Bei dieser Übung dehnst du die Vorderseite des Körpers. Du kräftigst deine Bauchmuskeln, deine Oberschenkel und die Hände. Durch das Auf- und Abrollen der Wirbelsäule bleibt sie beweglich. Auch deine Körperkoordination und Konzentration werden in dieser Übung gefördert.

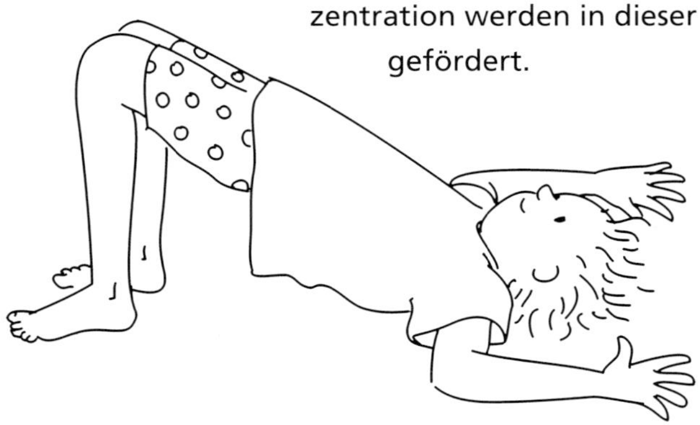

Kranich

So geht es

Stehe aufrecht, und ziehe das rechte Knie hoch und zum Körper. Breite deine Arme seitlich auf Schulterhöhe aus, klappe die Hände nach unten ab, sodass die Finger zum Boden weisen. Dann strecke das rechte Bein nach vorn, und stelle langsam den Fuß an den Boden. Dabei senke auch die Arme. Nun hebe das linke Knie hoch zum Körper, breite die Arme auf Schulterhöhe aus, strecke das linke Bein, stelle den Fuß an den Boden, und senke die Arme. Wiederhole die Übung einige Male.

Wirkung

Wenn du wie ein Kranich schreitest, richtest du deinen ganzen Körper auf. Deine Arme und Beine werden gekräftigt und dein Brustkorb weit, sodass du tiefer atmest. Du lernst dabei, das Gleichgewicht zu halten und deine Bewegungen gut zu koordinieren. Das wirkt sich günstig auf die Konzentration und Aufmerksamkeit aus. Dieser Kranichgang hilft dir auch, selbstbewusster zu werden.

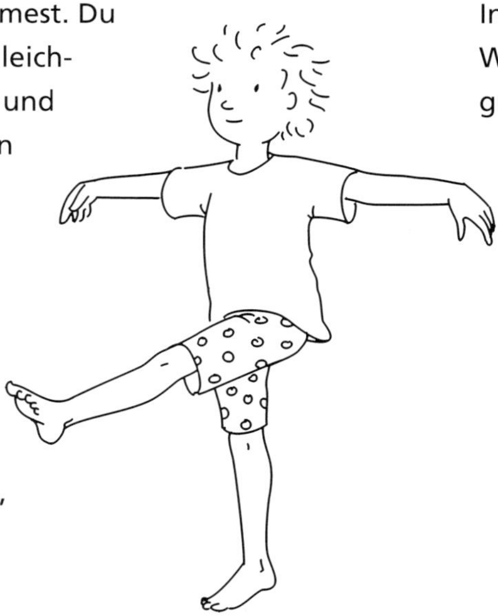

Kuh – Gomukhasna

So geht es

Setze dich mit ausgestreckten Beinen an den Boden, ziehe den rechten Fuß unter das linke Bein, sodass die Ferse am linken Hüftgelenk liegt. Hebe den linken Fuß über den rechten Oberschenkel, und bewege die linke Ferse so gut es geht an das rechte Hüftgelenk. Führe den rechten Arm über die Seite nach hinten, und lege den Handrücken zwischen die Schulterblätter. Dehne den linken Arm nach oben, beuge ihn über die linke Schulter, und fasse mit den Fingern der linken Hand die Finger der rechten Hand. Dehne dabei den rechten Ellbogen nach unten und den linken Ellbogen nach oben. Erreichen sich die Finger nicht, nimm ein Tuch zu Hilfe. Wechsle dann zur anderen Seite.

Wirkung

In dieser Übung kräftigst du deine Gelenke. Deine Wirbelsäule wird aufgerichtet und die Schultern gut durchblutet.

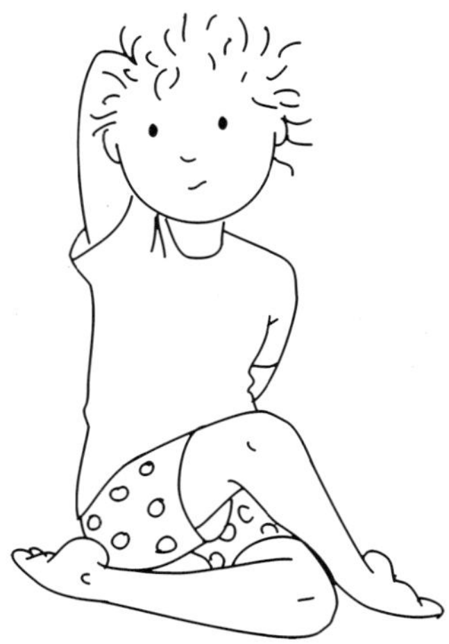

Löwe – Simhasana

So geht es

Setze dich auf die Fersen, und lege die Hände auf die Knie. Strecke einen Arm nach dem anderen nach vorn, spreize die Finger weit auseinander, reiße deine Augen weit auf, öffne auch den Mund weit, und strecke die Zunge heraus. Dann brülle laut wie ein Löwe.

Wirkung

In der Löwenstellung richtest du deinen Körper gut auf. Du kräftigst deine Gesichts-, Kinn- und Halsmuskeln, deine Stimmbänder und die Atmung. Dein Nervensystem kann sich beruhigen.

Maus – Variation von Yoga Mudra

So geht es

Lege im Fersensitz die Hände mit den Handrücken an den Boden, die Fingerspitzen weisen nach hinten. Senke den Kopf langsam zum Boden, und lasse die Hände dabei nach hinten gleiten, bis sie neben den Füßen sind. Lege eine Hand auf den unteren Rücken. Das ist der Schwanz der Maus.

Wirkung

Diese Übung hilft dir, dich zu entspannen und ruhig zu werden. Dein Kopf wird gut durchblutet.

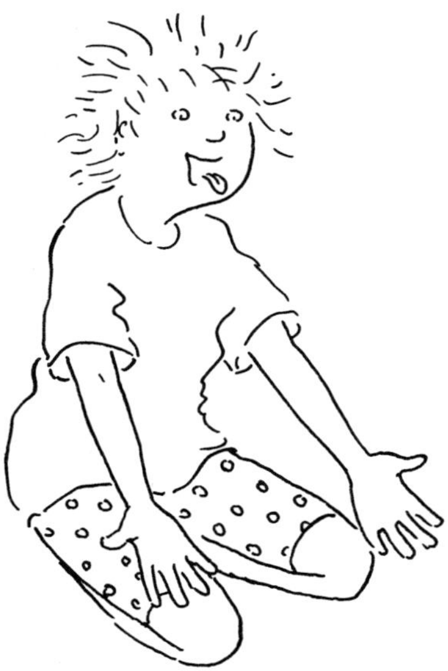

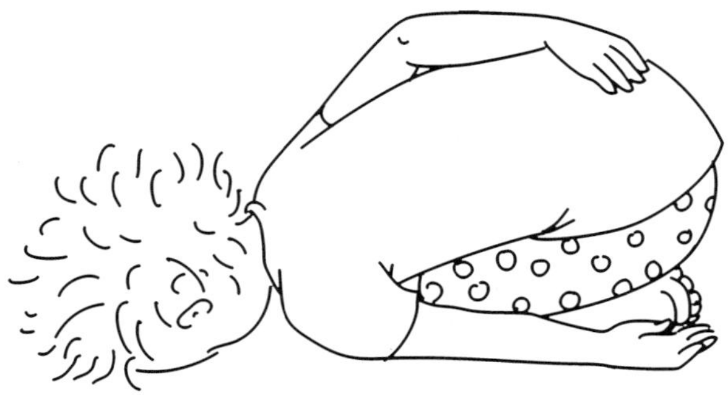

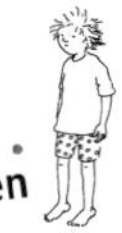

Möwe – Bhega Kriya

So geht es

Breite im aufrechten Stand die Arme auf Schulterhöhe aus, und beuge den Oberkörper aus den Hüften heraus weit vor. Richte den Oberkörper wieder etwas auf, etwa in die Parallele zum Boden, und beuge ihn dann wieder weiter vor. Bewege deine Arme dabei leicht auf und ab wie Flügel. Wiederhole die Übung einige Male, und töne beim Senken des Körpers hahaha oder hihihi.

Wirkung

Wenn du am Meer warst, hast du sicher eine Lachmöwe beobachtet. Wenn du sie nun nachahmst, kräftigst du die Muskeln in der Rückseite der Beine, des Rückens, der Arme und Schultern. Dein Atem kann sich vertiefen.

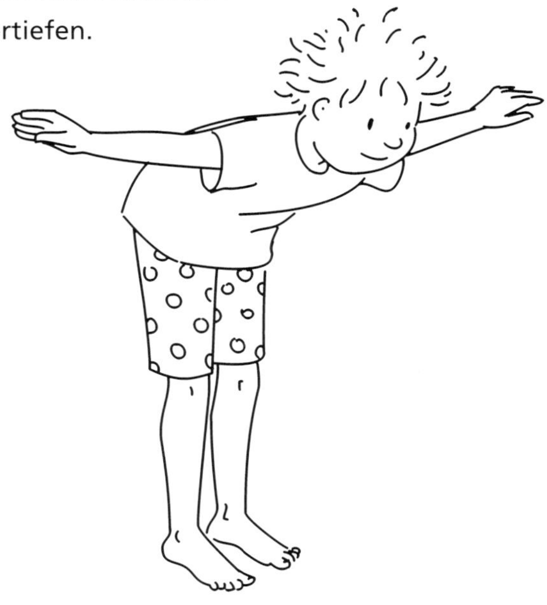

Mond – Variation von Tadasana (wie Sonnenblume)

So geht es

Hebe im aufrechten Stand die Arme über die Seiten, und lege über dem Kopf die Mittelfingerkuppen aneinander. Dehne die Ellbogen nach außen, und forme so den Vollmond.

Wirkung

In dieser Stellung richtet sich dein Körper gut auf. Du kräftigst deine Arme und den Schultergürtel. Dabei kannst du Stabilität und Standfestigkeit entwickeln, was bedeutet, dass du dich nicht so leicht umwerfen lässt.

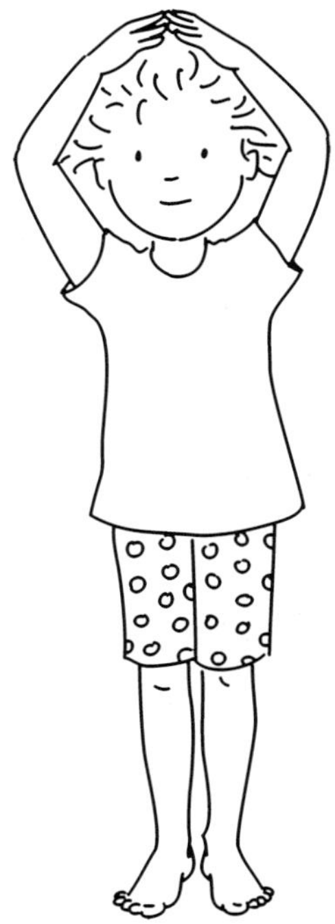

Halbmond – Ardha Chandrasana

So geht es

Strecke im aufrechten Stand die Arme über den Kopf, dehne den Oberkörper nach rechts, senke dabei den rechten Arm, lege den Handrücken an den Oberschenkel, und bilde mit der Hand eine Schale. Dehne den linken Arm gestreckt nach rechts, der Oberarm ist dabei neben dem linken Ohr. Forme auch mit der linken Hand eine Schale. Die Füße bleiben fest am Boden und das Becken aufgerichtet. Mache die Übung auch zur anderen Seite.

Wirkung

Wenn du mit deinem Körper einen Halbmond formst, dehnst und kräftigst du deine Körperseiten. Das wirkt sich auch stärkend auf deine Atmung aus.

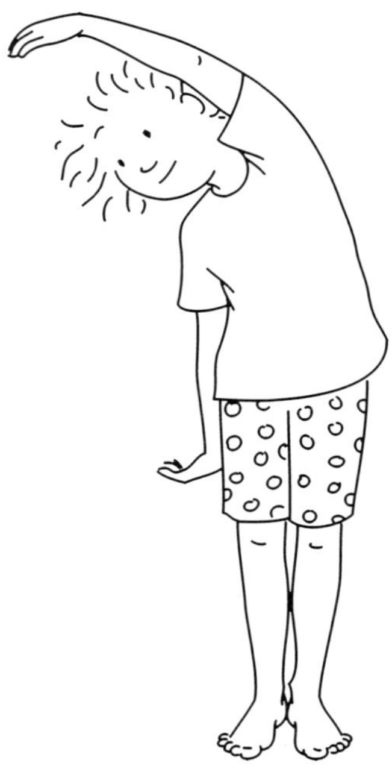

Palme – Sivas (Tanzhaltung)

So geht es

Schaue im aufrechten Stand auf einen Punkt am Boden. Verlagere das Gewicht des Körpers auf den linken Fuß, winkle das rechte Knie an, und fasse den rechten Fuß von der Außenseite mit der rechten Hand. Dehne die Ferse zum Po, und hebe den linken Arm. Führe die gleiche Übung auf dem anderen Bein aus.

Wirkung

Diese Übung hilft dir, deinen Körper aufrecht zu halten. Du kräftigst deine Beine und Arme und lernst, im Gleichgewicht zu bleiben. So verbessern sich deine Konzentration und Aufmerksamkeit. Das Selbstbewusstsein wird gestärkt.

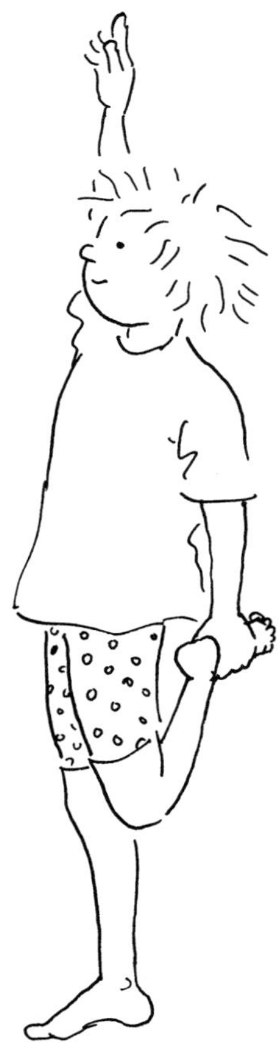

Schildkröte – Kurmasana (auch Wasserschildkröte)

So geht es

Sitze aufrecht, lege die Fußsohlen aneinander, dehne die Knie nach außen, und senke die Fußaußenkanten zum Boden. Umfasse mit beiden Händen die Füße, strecke den Rücken, und schiebe die Füße etwas vom Körper weg. Dabei beuge den Oberkörper mit gestreckter Wirbelsäule vor. Senke nun den Kopf zu den Füßen, dabei rundet sich der Rücken und bildet das Haus der Schildkröte. Wenn du beweglich bist, kannst du im Langsitz die Knie anwinkeln, die angewinkelten Beine leicht grätschen, den Oberkörper weit vorbeugen und die Arme von innen unter den Beinen durch nach hinten strecken. Die Handrücken sind am Boden. Senke die Stirn in Richtung Boden.

Wirkung

Du kannst dich bei dieser Übung wie eine Schildkröte ganz von der Außenwelt nach innen ziehen. Mit deinem Rücken formst du den Panzer, das Haus der Schildkröte, das sie immer bei sich hat. Dabei dehnst du die Rückseite des Rumpfes und der Beine, deine Schultern und der Nacken können sich entspannen. Dein Nervensystem beruhigt sich.

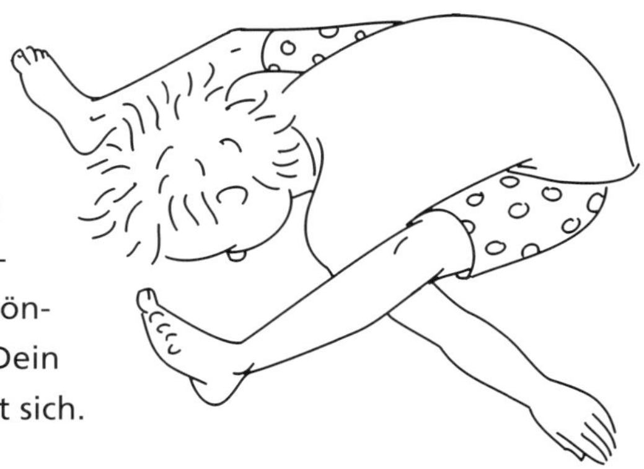

Schmetterling – Badha Konasana

So geht es

Setze dich aufrecht hin, lege die Fußsohlen aneinander, fasse die Füße mit den Händen, und dehne die Knie nach außen. Zum Flattern bewege die Knie einige Male auf und ab. Die Wirbelsäule bleibt dabei gestreckt.

Wirkung

Du richtest in der Stellung des Schmetterlings die Wirbelsäule und dein Becken auf. Die Muskeln der Oberschenkel und Leisten werden gedehnt. Dein Atem kann tief und ruhig fließen.

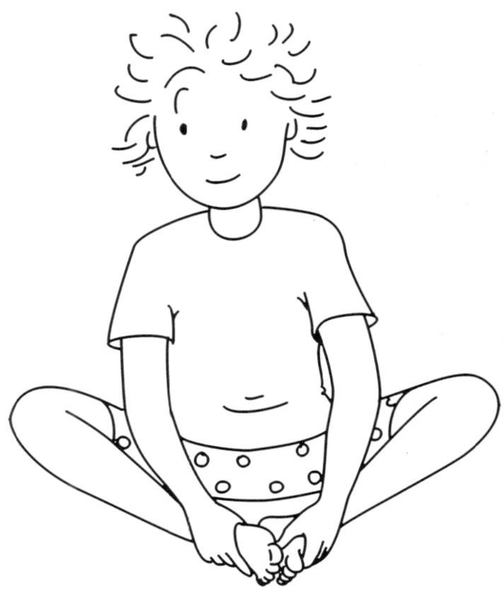

Schnecke – Variation von Yoga Mudra

So geht es

Lege im Fersensitz die Handflächen neben den Knien an den Boden, neige den Oberkörper vor, bis die Stirn am Boden ist. Drücke die rechte Hand fest an den Boden, hebe den Kopf und den Brustkorb mit gestrecktem Nacken, hebe dabei den linken Arm in Verlängerung den Oberkörpers, und dehne ihn nach vorn. Der Bauch bleibt auf den Oberschenkeln. Lege die linke Hand wieder neben das linke Knie, senke den Kopf zum Boden, und hebe und dehne den rechten Arm weit nach vorn. Wechsle die Seiten einige Male ab.

Wirkung

Wenn du deine Arme als Fühler ausstreckst, dehnst du deine Körperseiten, die Wirbelsäule, und dein Atem vertieft sich. Durch den Kontakt deines Bauches mit den Oberschenkeln werden deine Bauchorgane aktiviert und der Stoffwechsel gefördert.

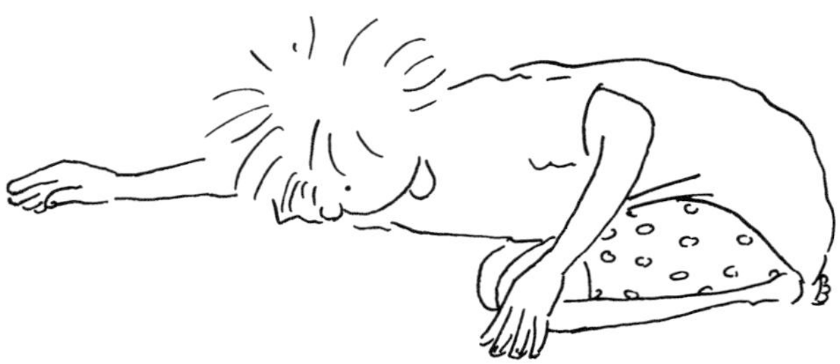

Seemuschel

So geht es

Breite in der Rückenlage die Arme auf Schulterhöhe aus, und lege die Fußsohlen aneinander. Dabei dehne die Knie nach außen. Dann richte die Knie auf, und strecke gleichzeitig die Arme in die Senkrechte. Lege die Handflächen aneinander, und wechsle diese Bewegungen einige Male ab.

Wirkung

Bewege dich wie ein Schmetterling, der die Flügel ausbreitet und wieder zusammenfaltet, oder wie eine Seemuschel, die sich öffnet und schließt. Dabei dehnst du deine Leisten, dein Atem wird tiefer und ruhiger, und du verbesserst die Koordination deines Körpers.

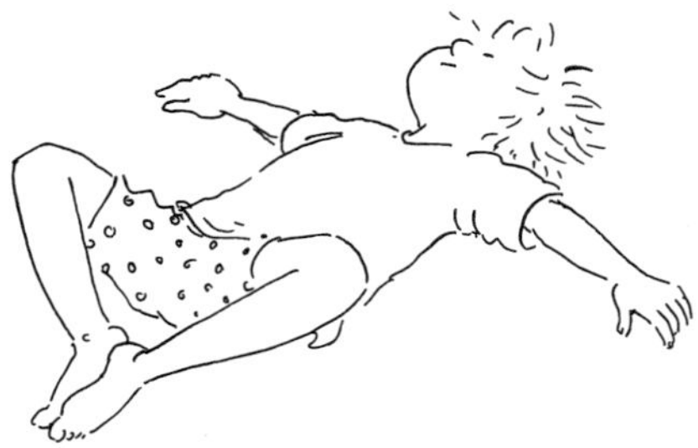

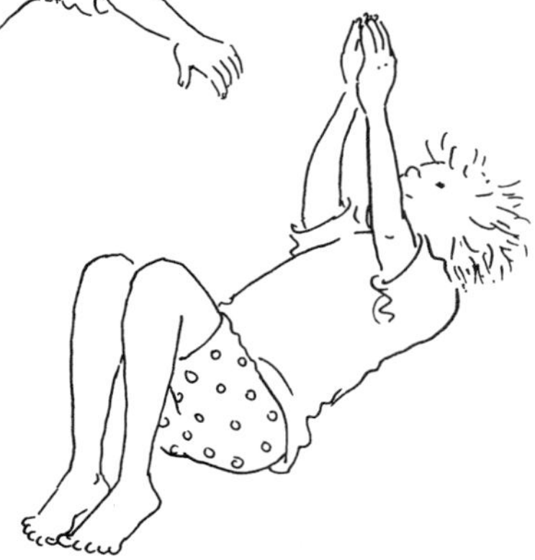

Sonne – Kreuzpose

So geht es

Grätsche im aufrechten Stand die Beine, und hebe die Arme in die diagonale Weiterführung der Beine. Spreize die Finger, und schaue etwas nach oben.

Wirkung

Dein ganzer Körper wird in der Sonnenstellung gedehnt und gekräftigt. Auch dein Atem kann den Körper gut durchströmen.

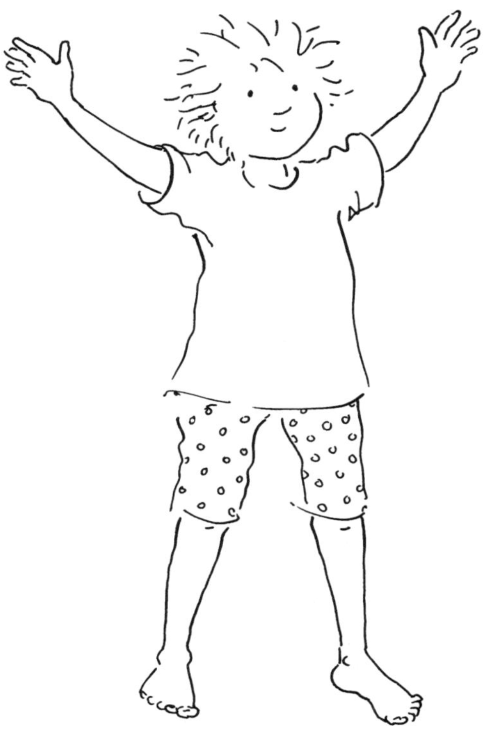

Stern (Seestern) – Variation von Ardha Chandrasana

So geht es

Stelle im Kniestand das rechte Bein seitlich aus, die Zehen sind nach vorn gerichtet und auf einer Linie mit dem Knie. Breite die Arme seitlich auf Schulterhöhe aus, und neige den Oberkörper zur linken Seite. Stütze die Finger der linken Hand oder die Handfläche dabei an der Knieseite auf. Dehne den rechten Arm nach oben, und bewege deine Finger locker. Richte dich wieder auf, und führe das Gleiche zur anderen Seite aus.

Wirkung

In der Stellung des Sterns dehnst du deine Körperseiten. So wird der Atem vertieft und deine Wirbelsäule beweglich.

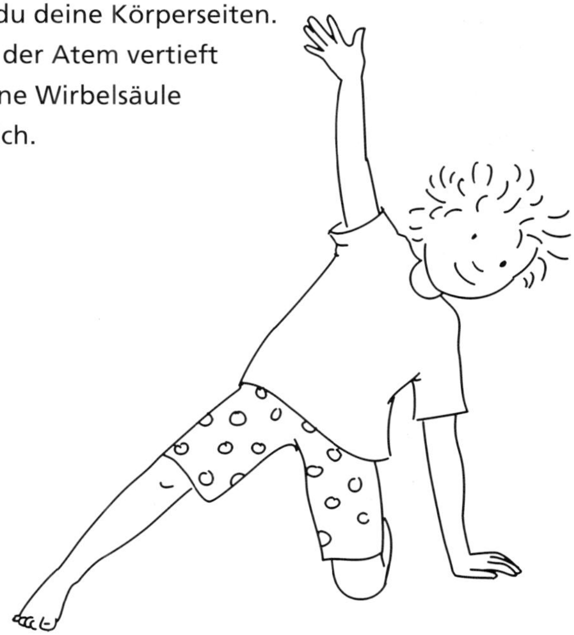

Großer Stern

So geht es

Dehne im aufrechten Stand einen Arm schräg nach oben und den anderen in der diagonalen Weiterführung nach unten. Bewege dabei die Finger locker. So blinkt der Stern.

Wirkung

In der Stellung des großen Sterns richtest du den ganzen Körper auf und dehnst ihn diagonal in die Länge. Deine Arme und Finger, mit denen du funkelst, werden gekräftigt.

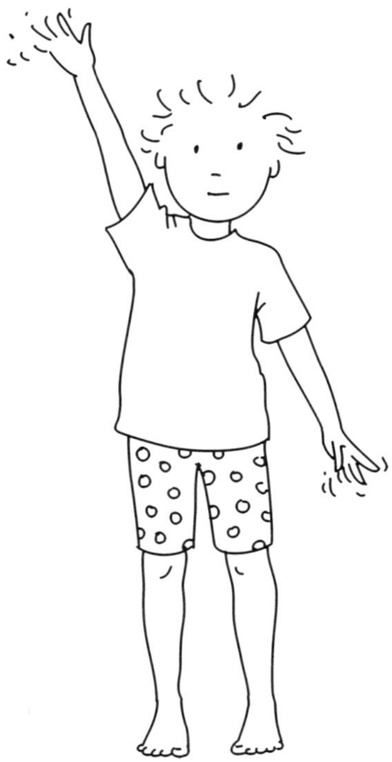

Sternschnuppe

So geht es

Hebe im aufrechten Stand den linken Arm nach oben, lege die rechte Hand auf den rechten Oberschenkel, schiebe das rechte Bein gestreckt nach hinten, und töne sch-sch-sch. Das Gleiche führe auch zur anderen Seite aus.

Wirkung

Diese Übung hilft dir, das Gleichgewicht zu halten. Dein ganzer Körper wird gedehnt und dein Atem vertieft durch das Zischen.

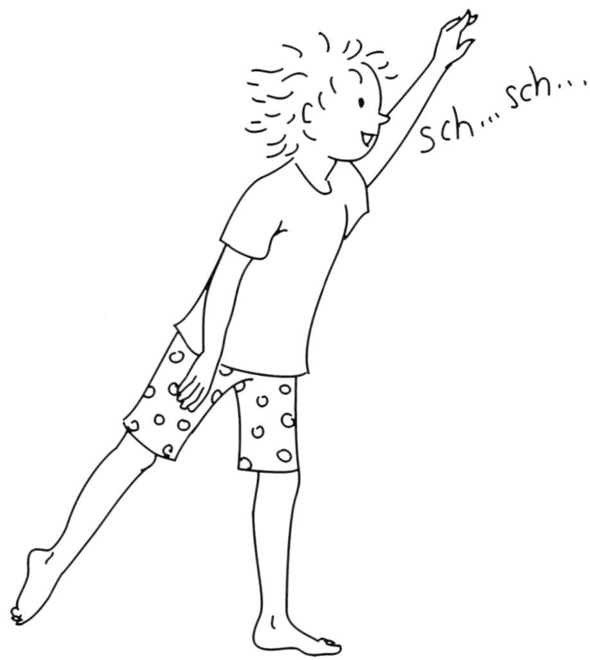

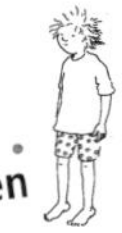

Storch

So geht es

Verlagere im aufrechten Stand das Gewicht des Körpers auf den linken Fuß, löse den rechten Fuß vom Boden, beuge das rechte Knie, strecke den Unterschenkel nach hinten in die Parallele zum Boden. Beide Knie sind nebeneinander. Lege die Handflächen vor der Brust aneinander, senke den Kopf, und schaue auf die Finger. Mache das Gleiche auch auf dem rechten Standbein.

Wirkung

Du richtest deinen Körper gut auf, verbesserst das Gleichgewicht und die Koordination deines Körpers. So kannst du deine Konzentration und Aufmerksamkeit steigern.

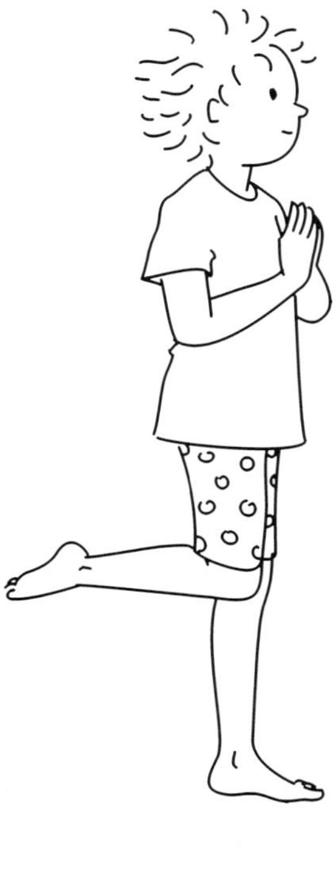

Schreitender Storch

So geht es

Strecke im aufrechten Stand die Arme auf Schulterhöhe nach vorn, und lege die Handflächen aneinander. Beuge ein Knie, strecke das Bein nach vorn, richte dabei die Fußsohle nach vorn aus. Breite gleichzeitig die Arme auf Schulterhöhe zu den Seiten aus. Dann lege die Handflächen vor dem Körper wieder aneinander, beuge das Knie, und stelle den Fuß wieder an den Boden. Wechsle zur anderen Seite.

Wirkung

Wenn du schreitest wie ein Storch, wird dein Körper aufgerichtet. Du kräftigst deine Schultern und Beine. Du verbesserst die Koordination deiner Bewegungen, schulst dein Gleichgewicht, und du förderst deine Konzentration.

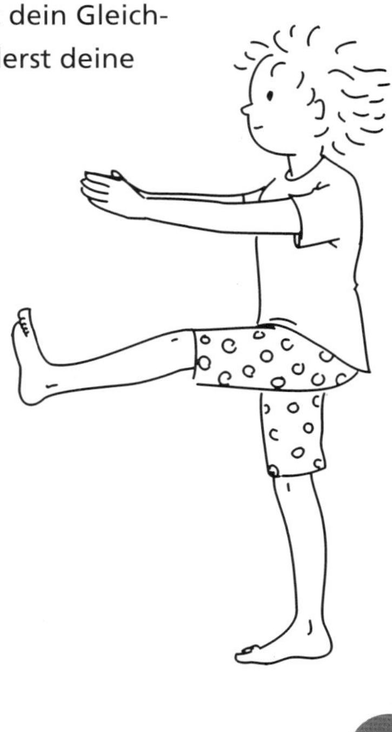

Tanne

So geht es

Hebe im aufrechten Stand die Arme über die Seiten, und lege über dem Kopf die Handflächen aneinander. Dabei komme in den Zehenstand. Dann senke die Arme wieder, und stelle die Fußsohlen auf den Boden zurück.

Wirkung

In der Stellung der Tanne dehnst du deinen Körper, förderst den Gleichgewichtssinn und kräftigst deine Fußgelenke, Zehengrundgelenke und die Schultern.

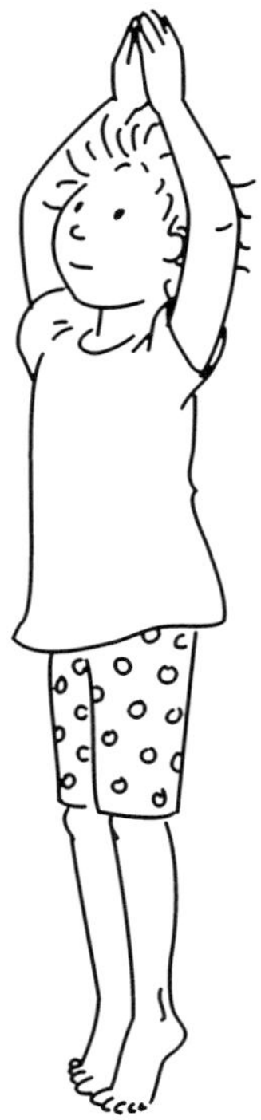

Taube – Fakthasana

So geht es

Lege im Fersensitz die Handflächen neben den Knien an den Boden, strecke das rechte Bein weit nach hinten, richte den Oberkörper auf, und hebe die Arme seitlich auf Schulterhöhe. Anschließend führe die gleiche Übung mit dem linken Bein nach hinten gestreckt aus.

Wirkung

In der Taubenstellung richtest du deinen Oberkörper auf, kräftigst den unteren Rücken und stärkst das Gleichgewicht und die Konzentration.

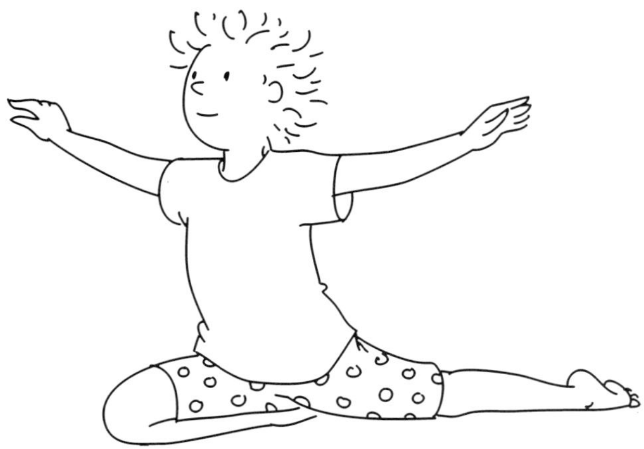

Tiger – Vyaghrasana

So geht es

Hebe im Vierfüßlerstand das linke Bein gestreckt nach hinten in Verlängerung des Rumpfes, dann runde den Rücken, und führe das linke Knie und die Stirn zusammen. Strecke das Bein wieder nach hinten, hebe dabei den Kopf, und stelle das linke Knie wieder an den Boden. Mache das Gleiche mit dem rechten Bein. Dazu kannst du den Sprechvers sagen: Der Tiger streckt sich, macht sich rund, und der Rücken bleibt gesund.

Wirkung

Wenn du dich wie ein Tiger bewegst, förderst du die Beweglichkeit der Wirbelsäule. Du verbesserst die Körperkoordination, dehnst deine Körperseiten und kräftigst die Handgelenke. Auch die Bauchorgane werden aktiviert.

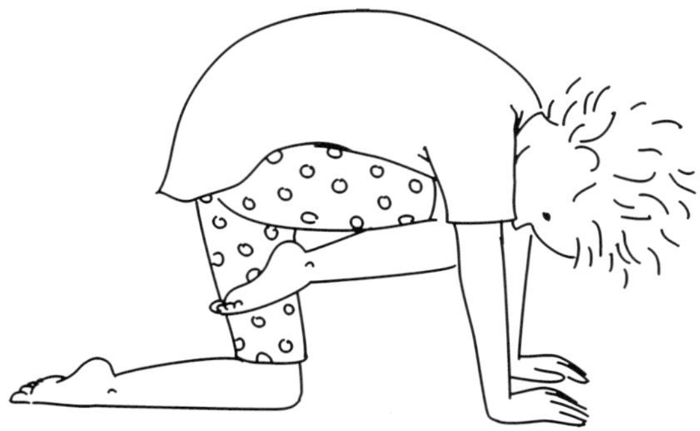

Geheime Tigerübung

So geht es

Dehne im Vierfüßlerstand den linken Arm in Verlängerung des Rumpfes nach vorn und das rechte Bein in Verlängerung des Rumpfes nach hinten. Dann strecke den rechten Arm nach vorn und das linke Bein nach hinten. Dazu kannst du folgenden Sprechvers sagen: Der Ti-Ta-Tiger streckt sich immer wieder.

Wirkung

In dieser Tigerbewegung dehnst und kräftigst du den gesamten Körper, du schulst dein Gleichgewicht, deine Koordination, Konzentration und die Aufmerksamkeit.

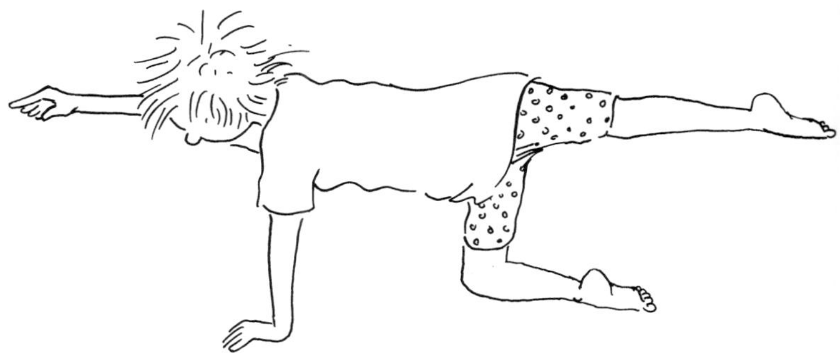

Vogel – Vihangasana

So geht es

Stehe aufrecht, und breite die Arme seitlich auf Schulterhöhe aus. Stelle dich auf die Zehenspitzen, und töne Aaaa. Dann führe die Arme auf Schulterhöhe nach vorn, lege die Handflächen aneinander, stelle die Fußsohlen an den Boden, und töne oooo. Wechsle die Bewegungen einige Male ab.

Wirkung

In der Bewegung des großen Vogels richtet sich dein Körper kraftvoll auf. Du kräftigst deine Arm- und Schultermuskeln, die Zehengrundgelenke, Beine und Waden. Du dehnst deinen Brustkorb. Dabei vertieft sich die Atmung. Du schulst das Gleichgewicht, deine Koordination und Konzentration.

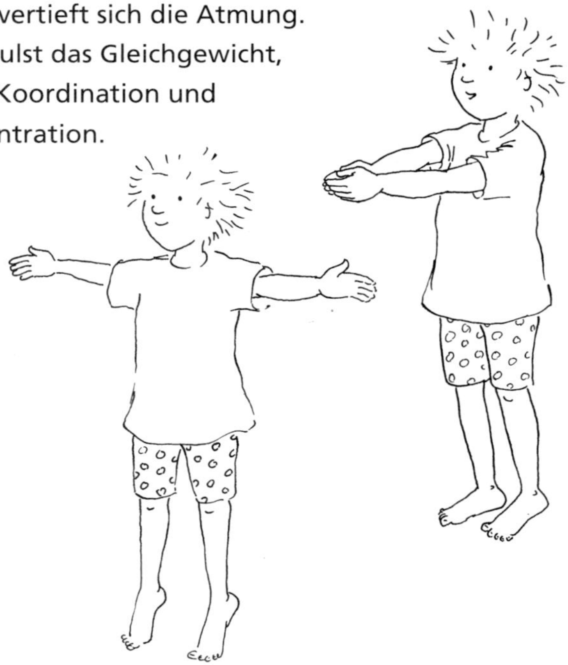

Kleiner Vogel

So geht es

Lege im aufrechten Stand die Hände auf die Schultern, richte dabei die Daumen nach vorn und die Finger nach hinten. Führe nun mit den Schultern kreisende Bewegungen aus.

Wirkung

Wenn du wie ein kleiner Vogel „flatterst“, kräftigst du deine Schultern und Arme. Dein Körper wird aufgerichtet.

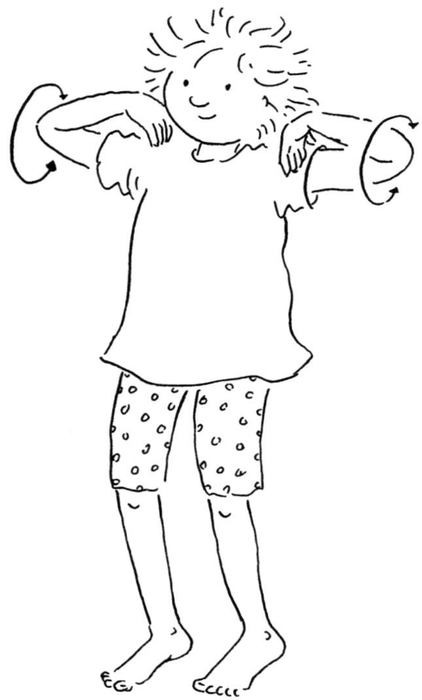

Wal – Variation von Bhujangasana

So geht es

Strecke in der Bauchlage die Arme nach hinten, und hebe sie gestreckt an. Dabei dehne den Oberkörper nach oben.

Wirkung

Bei dieser Übung dehnst und kräftigst du deine Brustmuskeln. Die Wirbelsäule, besonders die Brustwirbelsäule, wird beweglich. Du lernst, Haltekraft zu entwickeln, was dein Selbstbewusstsein stärkt. Deine Atmung wird vertieft.

Wolf

So geht es

Stelle im Vierfüßlerstand die Handflächen so an den Boden, dass die Finger zum Körper weisen. Strecke die Wirbelsäule, und töne uhuuuuu.

Wirkung

In der Stellung des Wolfes verlängerst du deine Ausatmung durch das Heulen. So kann sich dein Nervensystem beruhigen. Du kräftigest den Rücken, die Handgelenke, deine Arme und deinen Schultergürtel.

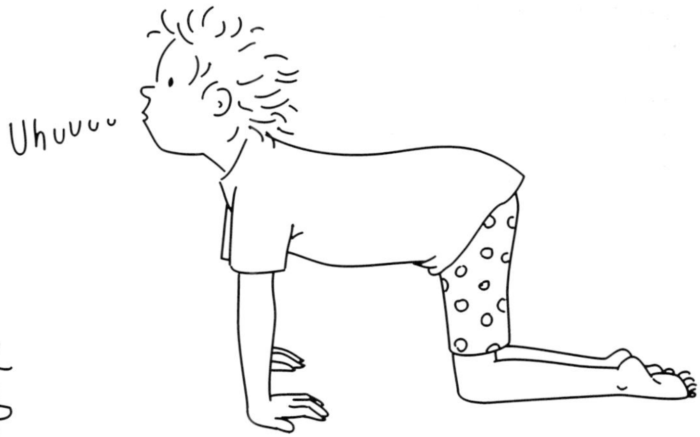

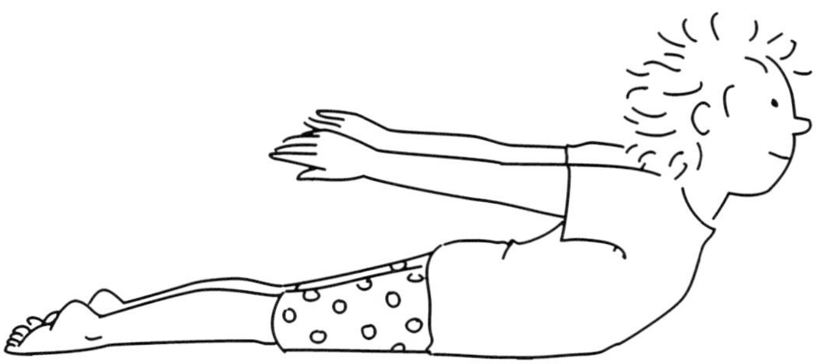

5. Gelenkigkeitsübungen

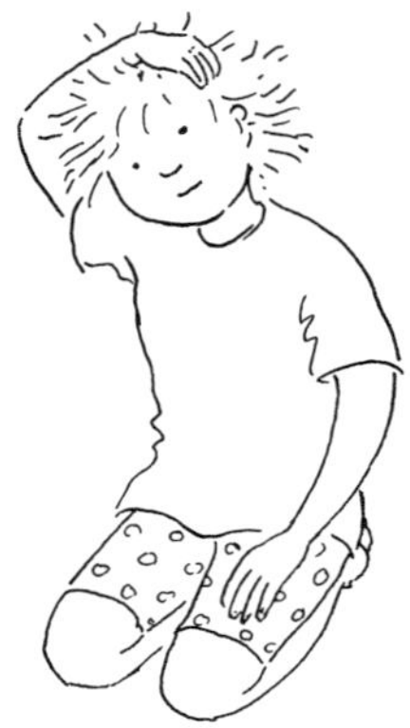

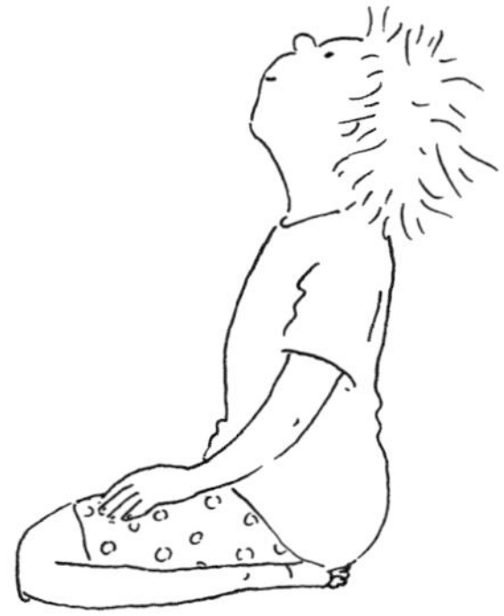

Diese Übungen eignen sich, um Verspannungen nach langem Sitzen in Schreibhaltung zu lösen, längere Arbeitsphasen aufzulockern und nachlassende Konzentration wiederherzustellen. Je nach Bedarf können sie zusammenhängend oder einzeln ausgeführt werden. Sie entspannen die Nackenmuskulatur, kräftigen Finger-, Hand-, Arm- und Schultergelenke und den Rücken.

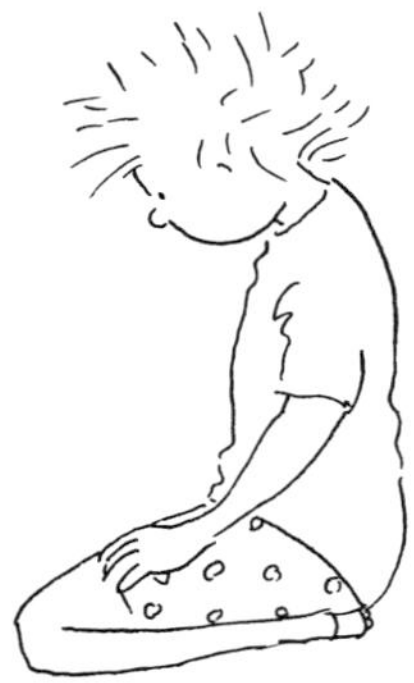

Übungen für die Nackenmuskulatur

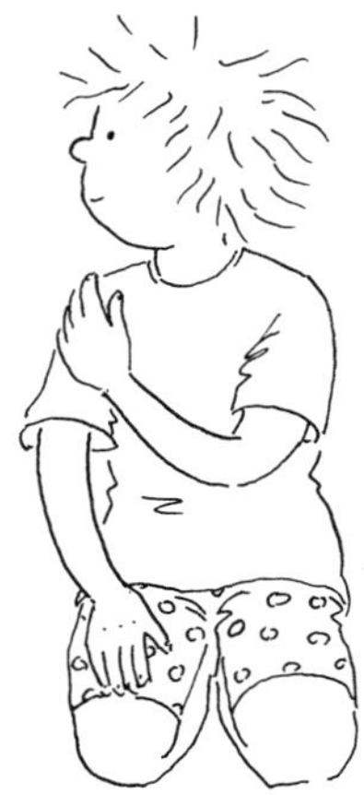

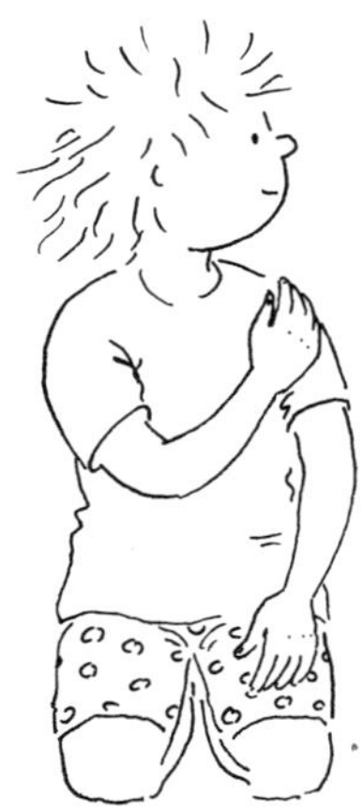

Komme in den aufgerichteten Sitz, hebe einatmend den rechten Arm, beuge ihn über den Kopf, bis die rechte Hand dein linkes Ohr berührt. Ausatmend lasse den Kopf seitlich auf die rechte Schulter sinken. Atme tief und gleichmäßig, und lasse dabei alle Anspannung los.
Wechsle zur anderen Seite.
Lege einatmend langsam und ohne Überdehnung deinen Kopf in den Nacken, und bewege ihn ausatmend langsam zum Brustbein.
Fasse mit deiner rechten Hand die linke Schulter, und drehe mit fließendem Atem ganz langsam und bewusst deinen Kopf nach links und rechts. Dann fasse mit der linken Hand die rechte Schulter, und bewege den Kopf nach rechts und links.

Seitliche Rumpfbeuge

Verschränke deine Hände hinter dem Kopf, atme ein, und dehne die Wirbelsäule in die Länge. Beuge ausatmend deinen Oberkörper seitlich nach rechts und links. Mit der Einatmung kehrst du immer in den aufgerichteten Sitz zurück.

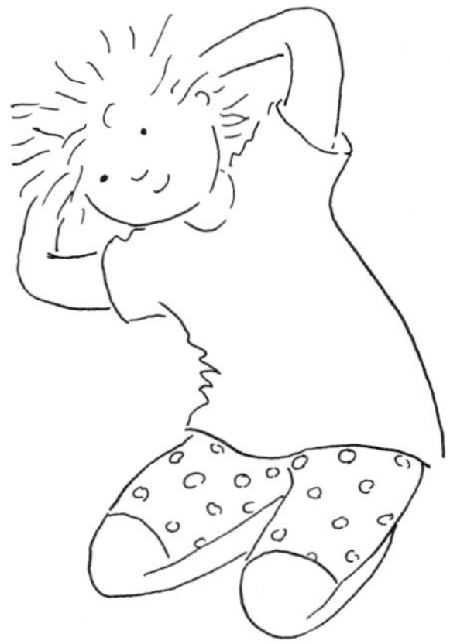

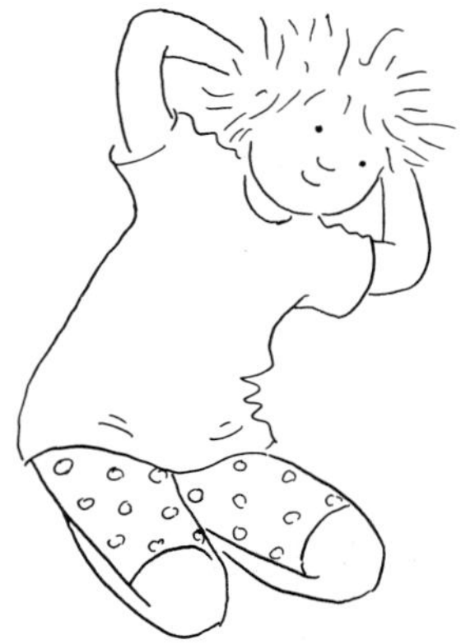

Arme kreuzen

Nimm einatmend deine Arme über die Seiten hoch, kreuze sie über dem Kopf, und lasse sie mit der Länge deiner Ausatmung wieder sinken. Wiederhole diese Übung einige Male, und führe dabei abwechselnd den rechten Arm vor den linken und umgekehrt. So kannst du deine Schulter- und Rückenmuskeln kräftigen und die Atmung vertiefen.

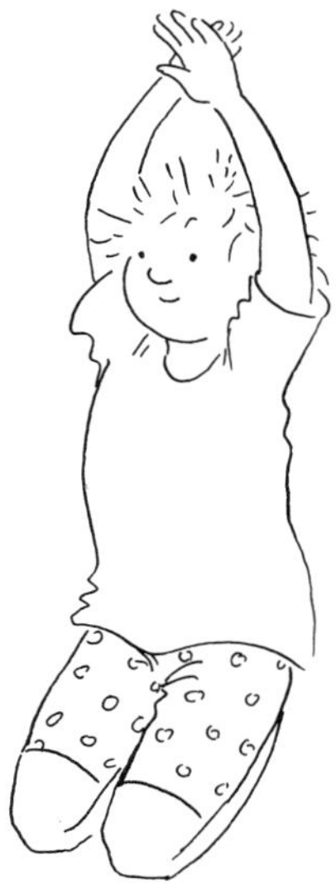

Drehübung

Stütze deine Hände hinter dem Körper ab. Atme ein, und dehne die Wirbelsäule über deinen Scheitelpunkt nach oben, und gleichzeitig drückst du deine Sitzbeinknochen fest an den Boden. Ausatmend drehe den Oberkörper von der Taille aus nach rechts, komme einatmend in die Ausgangsstellung zurück, und drehe den Oberkörper mit der Ausatmung zur anderen Seite. So förderst du die Beweglichkeit deiner Wirbelsäule.

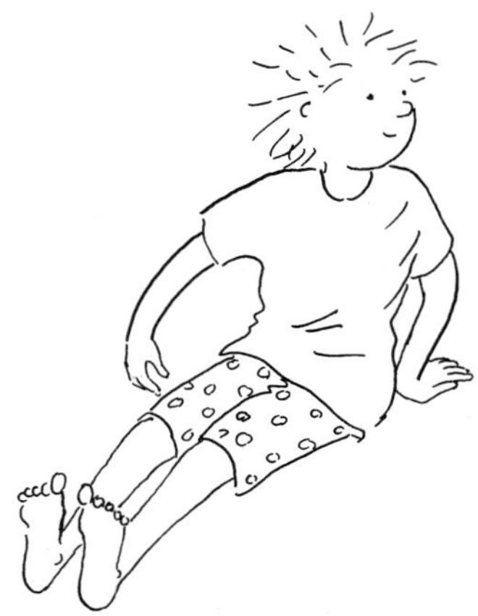

Übungen für Hände, Finger, Arme

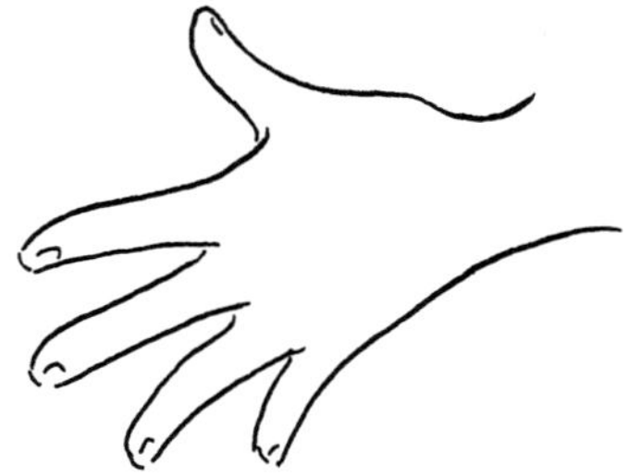

Einatmend spreize die Finger, und bilde ausatmend Fäuste. Danach kannst du spüren, wie gut die Finger durchblutet werden.

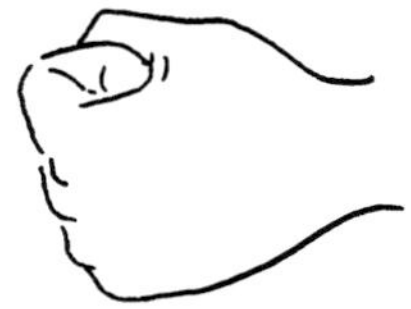

Beuge deine Handgelenke so, dass die Hände mal nach oben und mal nach unten geklappt werden. Die Arme sind dabei gestreckt. Die Muskeln der Arme und die Handgelenke werden so gekräftigt.

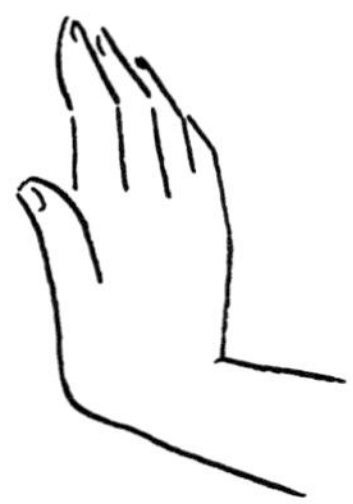

Strecke deine Arme wieder aus, und stelle die Hände auf, sodass die Handflächen nach vorn weisen und die Fingerspitzen nach oben gerichtet sind. Im Atemrhythmus drehe nun die Fingerspitzen nach innen und außen. Anschließend kannst du spüren, wie Handgelenke und Schultern gekräftigt wurden.

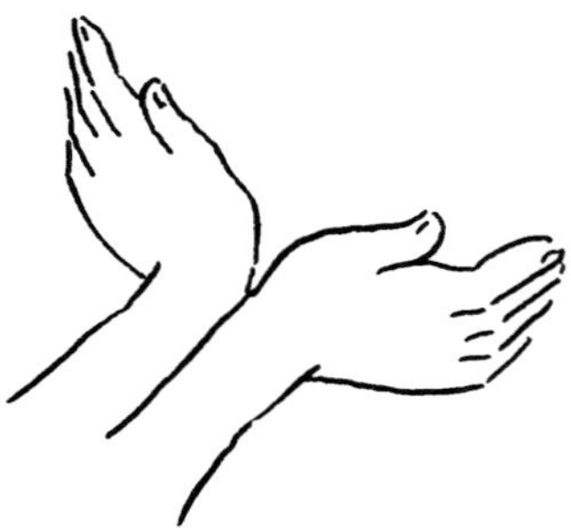

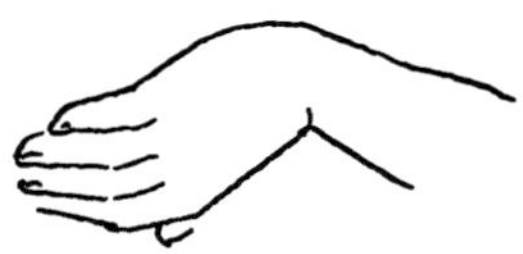

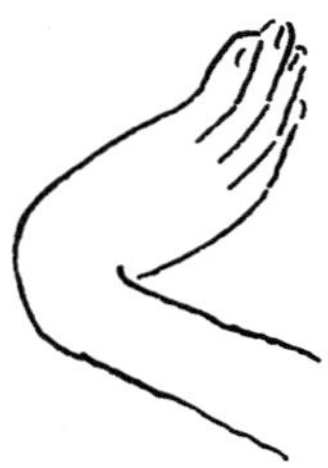

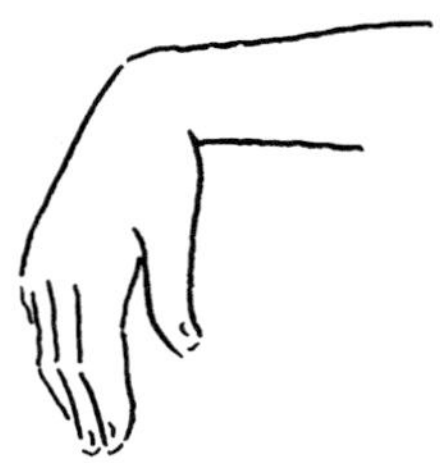

Arme beugen und strecken

Breite einatmend deine Arme auf Schulterhöhe seitlich aus, die Handflächen weisen nach oben, und führe ausatmend die Fingerspitzen auf die Schultern.
Die Handrücken ruhen auf den Knien. Hebe einatmend die Arme gestreckt nach vorn auf Schulterhöhe, Handflächen zeigen nach oben, ausatmend beugst du die Ellbogen ein und berührst mit den Fingerspitzen die Schultern. Mach die Übungen einige Male in deinem Atemrhythmus, und spüre dann in deine Schultern und Arme und in deinen Rücken.

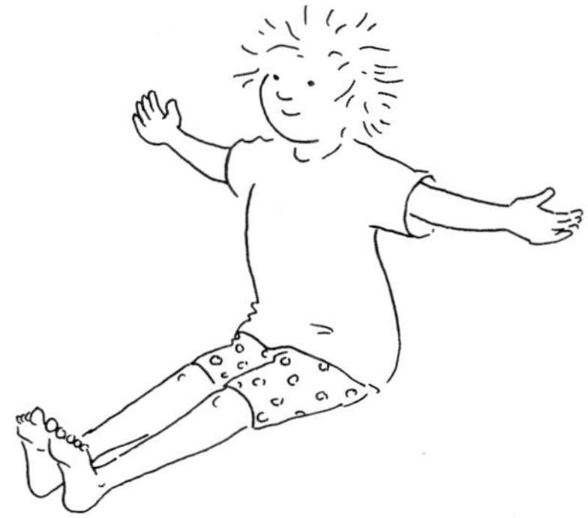

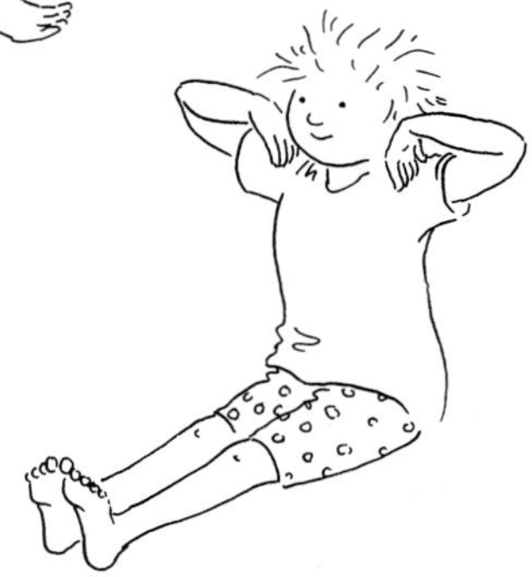

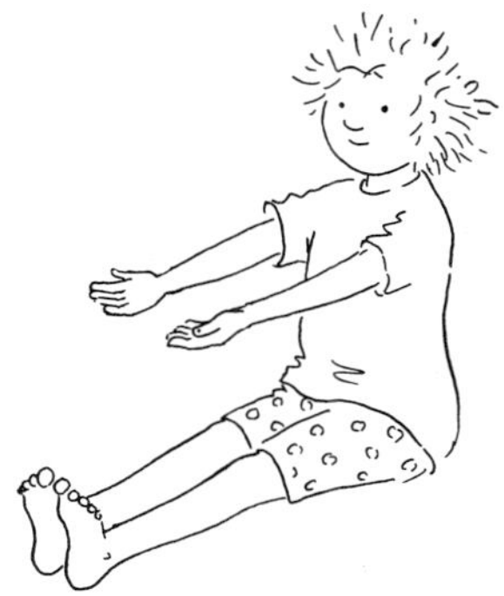

Schulterkreisen

Einatmend hebst du deine Arme auf Schulterhöhe zu den Seiten, die Handflächen zeigen nach oben. Ausatmend beugst du die Ellbogen ein und führst die Hände zu den Schultern. Fasse deine Schultern, und führe mit den Ellbogen eine weite, kreisende Bewegung aus. So kräftigst du deine Schultergelenke, stärkst die Rücken- und Brustmuskulatur und vertiefst die Atmung.

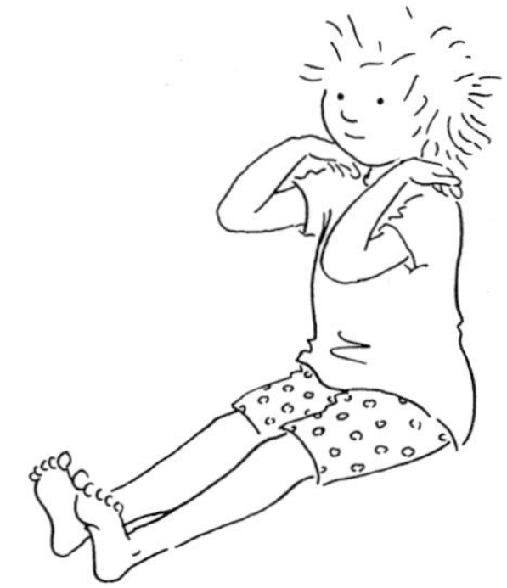

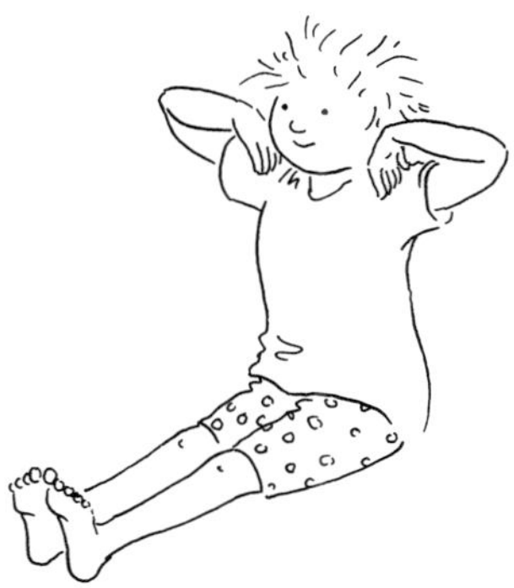

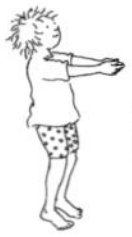

6. Kleine Übungen für zwischendurch

Die folgenden Übungen können jederzeit in den Unterricht eingefügt werden und wirken entspannend für SchülerInnen und LehrerInnen.

Grundstellung ist *Berg – Tadasana (S. 22)*. Beobachte deinen Atem, spüre die Füße fest am Boden, richte Rücken und Kopf auf.
Wenn du einatmest, hebe deine Arme über die Seiten bis über den Kopf, verschränke die Hände, und drehe die Handflächen nach oben. Lasse ausatmend die Schultern sinken, bleibe aber sonst ganz aufgerichtet.
Atme ruhig, gleichmäßig und tief, und richte dich mit jeder Einatmung weiter auf, gib etwas nach mit der Ausatmung, ohne zusammenzusinken.
Wenn du ausatmend die Arme wieder über die Seiten nach unten führst, schließe die Augen, und beobachte deine Atmung.

Wirkung

Der Atem bekommt durch diese Übung mehr Raum, vertreibt die Müdigkeit und weckt die Lebensgeister zu neuen Aktivitäten.

Hebe langsam mit der Einatmung die Schultern bis an die Ohren, und lasse sie mit der Länge der Ausatmung wieder langsam sinken.
Wenn du die Schultern einige Male auf diese Weise bewegt hast, hebe sie wieder mit der Einatmung, halte sie drei Atemzüge gehoben, und lasse sie mit der dritten Ausatmung wieder langsam sinken. Einatmend führe die Schultern vor den Körper, ausatmend an ihren Platz zurück. Führe einatmend die Schultern nach hinten, sodass die Schulterblätter dichter zusammenkommen, und mit der Ausatmung lasse sie wieder an ihren Platz zurück. Anschließend lasse die Schultern kreisen. Der Atem fließt, und du nimmst die Schultern hoch, führst sie dann langsam nach hinten, dort nach unten und nach vorn. Hier hebst du sie wieder hoch und beschreibst einen weiteren Kreis.

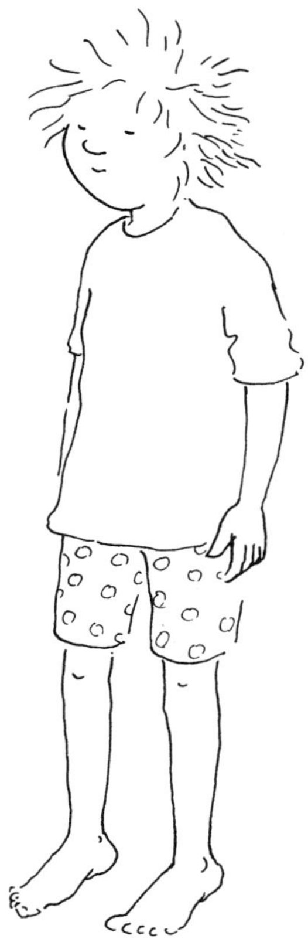

Wirkung

Durch diese Übung können sich Verspannungen im Nacken und in den Schultern lösen.

Einatmend hebe den rechten Arm gestreckt nach oben, bis der Oberarm neben dem rechten Ohr angekommen ist. Ausatmend löse den linken Fuß vom Boden, beuge das Knie ein, und führe die rechte Hand auf das linke Knie. Einatmend hebe den rechten Arm wieder nach oben, ausatmend senke den rechten Arm, und stelle auch den linken Fuß wieder an den Boden zurück. Mach dann das Gleiche mit dem linken Arm und dem rechten Knie.
Hebe einatmend den rechten Arm gestreckt nach oben, bis der Oberarm neben dem rechten Ohr ist, und führe ausatmend die rechte Hand auf die linke Schulter. Atme ein, und drehe den Kopf zur rechten Schulter, ausatmend zur linken Schulter, einatmend drehst du den Kopf wieder langsam nach vorn, hebst gleichzeitig den rechten Arm gestreckt nach oben und lässt ihn ausatmend wieder neben den Körper kommen. Mache dann die Übung auch zur anderen Seite.

Wirkung

Die Übungen entspannen das Gehirn. Die rechte und linke Seite werden miteinander verbunden, was sich positiv auf die Lernfähigkeit auswirkt.

7. Yoga-Spiele

Im Kapitel „Yoga-Spiele" werden zunächst in Bewegungsspielen Yoga-Stellungen (Asanas) eingeführt und vertieft. In Sprechversen und Geschichten wird einerseits die Fantasie angeregt und gleichzeitig über Bewegung die Erlebnisfähigkeit und die Freude an Selbstdarstellung gefördert. Die Wahrnehmung wird verfeinert. Die Kinder erleben den Körper als Instrument und lernen, sich in der Körpersprache auszudrücken. Dabei werden sie gelenkiger, gesünder und glücklicher. Diese elementaren Erfahrungen wirken sich positiv auf alle Bereiche des Lernens aus. Solche Geschichten eignen sich zur Einführung einer Unterrichtseinheit oder auch als Vertiefung sachkundlicher Themen, die dann den Inhalt der Geschichte bestimmen. Darüber hinaus lockern Sprechverse und Bewegungsspiele den Unterricht auf und steigern die Konzentrationsfähigkeit. So kann Yoga eine Wohltat für Körper, Seele, Geist sein. Bevor man sinnvoll Yoga-Spiele einsetzen kann, sollte man sich zunächst gründlich mit den Figuren vertraut machen. Dazu gehört, dass der Bewegungsablauf und die einzelnen Positionen im Spiel verankert sind und harmonisch aufeinanderfolgen. Eine didaktische Möglichkeit zur Einführung von Positionen ist ein Würfelspiel: Abbildungen (z.B. Strichzeichnungen) von Yogapositionen sind in kleinen Schachteln (z.B. Streichholzschachteln) abgelegt. Die Kinder würfeln abwechselnd. Bei einer vorher vereinbarten Zahl wird eine Schachtel geöffnet, und die entsprechende Position wird von allen Kindern dargestellt. Dann mit kleinen Bewegungsspielen und einfachen Übungen beginnen, bis den Kindern die Grundstellungen geläufig sind. Im weiteren Verlauf beliebig steigern, indem weitere Positionen hinzugefügt werden.

Bewegungsspiel Groß – Klein

Positionen einführen: Baum (S. 21), Frosch (S. 27), Vogel (S. 45), Löwe (S. 35), …

Mal bin ich groß, 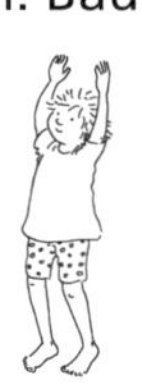 mal bin ich klein, 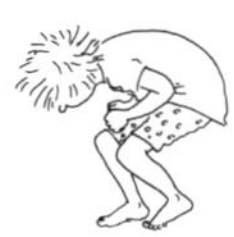 und jetzt will ich ein Baum sein … 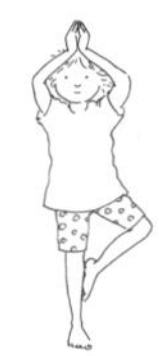

ein Frosch sein … 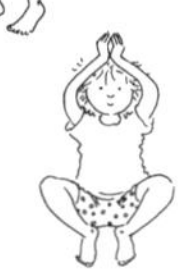 ein großer Vogel sein … 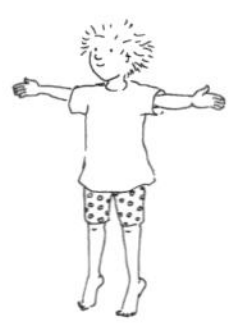 ein Löwe sein … 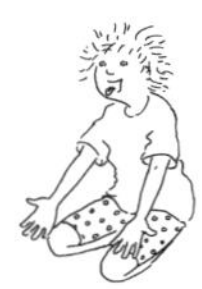

Hexenzauberspiel

Hexenzauber

Die Hexe kommt auf ihrem Besen
hoch durch die Luft geritten.
Im Zauberbuch, da kann sie lesen,
was Hexen alles wissen.
Der Rabe sitzt am Hexenhaus
und schaut der Hexe zu.
Dann breitet er die Flügel aus
und eilt herbei im Nu.
Die Hexe sagt: „Ach, hilf mir doch,
ich hab' so viel vergessen."
Der Rabe krächzt: „Ich brauch' nur noch
die leckeren Krümel fressen."
Er zeigt der Hexe, was er kann,
es ist wie Zauberei.
Die Hexe kommt ganz dicht heran
und zählt 1, 2, 3, du bist jetzt ein …

Übungen zum Hexenzauberspiel

Hexe

Du stellst dir vor, als Hexe auf einem Besen zu reiten, und bewegst dich entsprechend durch den Raum. Dann bleibst du stehen und schaust in deine Handflächen, die jetzt dein Zauberbuch sind. Die Oberarme und Ellbogen berühren dabei den Oberkörper. Die Unterarme sind parallel zum Boden gerichtet und die Handflächen nach oben geöffnet, die Außenseiten der Hände und der kleinen Finger berühren sich.

Hexenhaus

Breite deine Arme seitlich auf Schulterhöhe aus, und führe sie über den Kopf, wo du nun die Handflächen zusammenführst. Lasse deine Schultern sinken, und drücke die Ellbogen zu den Seiten und die Handflächen zusammen.

Rabe

Führe deine Arme wieder seitlich auf Schulterhöhe, die Handflächen zeigen zum Boden und die Fingerspitzen dehnen zu den Seiten. Drehe die Handflächen nach vorn, und stelle die Daumen senkrecht nach oben. Lasse nun die gestreckten Arme vor den Körper kommen, bis die Handflächen sich berühren. Wie bei der Übung *Vogel – Vihangasana* breitest du die Arme wieder seitlich auf Schulterhöhe aus, führst sie so weit wie möglich nach hinten und kommst gleichzeitig in den Zehenstand. Dann bringst du die Handflächen wieder vor dem Körper zusammen, die Arme bleiben gestreckt, und du bewegst auch die ganze Fußsohle wieder an den Boden.

Hexe

Grätsche leicht deine Beine, und hebe die Arme seitlich in die diagonale Verlängerung der Beine. So bittet die Hexe um Hilfe.

Ihr Vergessen

Lasse deinen Kopf locker hängen, und lege deine rechte Hand auf die linke Schulter und die linke Hand auf die rechte Schulter.

Rabe

Breite deine Arme wieder seitlich aus, richte den Kopf auf, sodass dein Nacken ganz lang ist, und stelle die Beine wieder nebeneinander. Führe nun die auf Schulterhöhe gestreckten Arme nach vorn, bis die Handflächen aneinanderliegen, und beuge dich mit geradem Rücken nach vorn. Dabei dehne dein Becken leicht nach hinten. Wenn die Fingerspitzen den Boden erreichen, lasse den Kopf hängen, und wandere mit den Fingerspitzen der aneinandergelegten Hände am Boden entlang nach rechts, links, vor und zurück. So frisst der Rabe die Krümel.

Zauberspruch

Richte dich wieder auf, breite die Arme seitlich auf Schulterhöhe aus, und stelle dich auf die Zehen. Bleibe im Zehenstand, wenn du nun die Arme gestreckt in die Senkrechte führst und die Handrücken über dem Kopf aneinanderlegst. Lasse die Schultern sinken, verweile einen Moment in dieser Aufrichtung, senke langsam die Arme über die Seiten, und komme gleichzeitig auf den Fußsohlen an. Ein Kind spielt die Hexe und „verzaubert" die anderen Kinder.

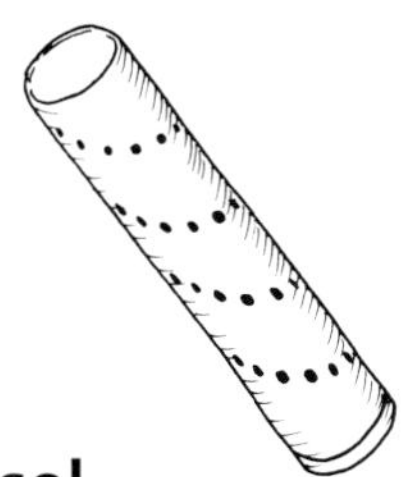

Konzentrieren mit Instrumenten

Klanghölzer, Triangel, Rassel

Bei diesem Spiel üben die Kinder verschiedene Yoga-Stellungen (Asanas) in Verbindung mit Klängen und Instrumenten.
Jedem Instrument wird eine bestimmte Asana zugeordnet, z.B. Klangholz = großer Vogel, Triangel = Hahn, Rassel = Tiger. Die Kinder bewegen sich frei im Raum. Ertönt eines der Instrumente, führen die Kinder die entsprechenden Bewegungen aus.

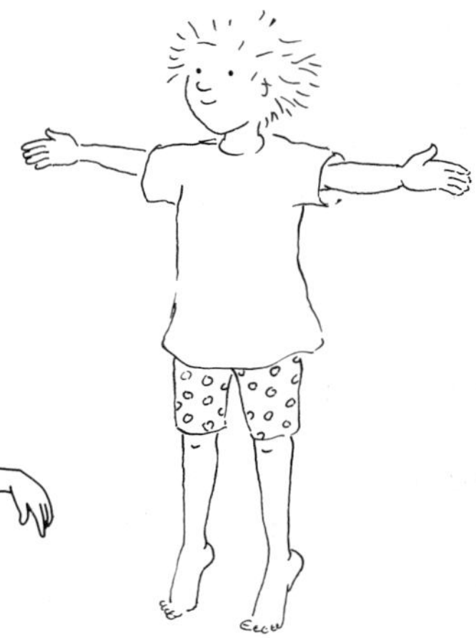

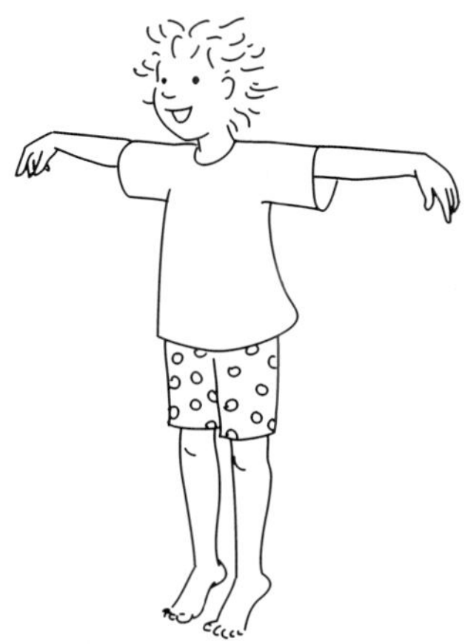

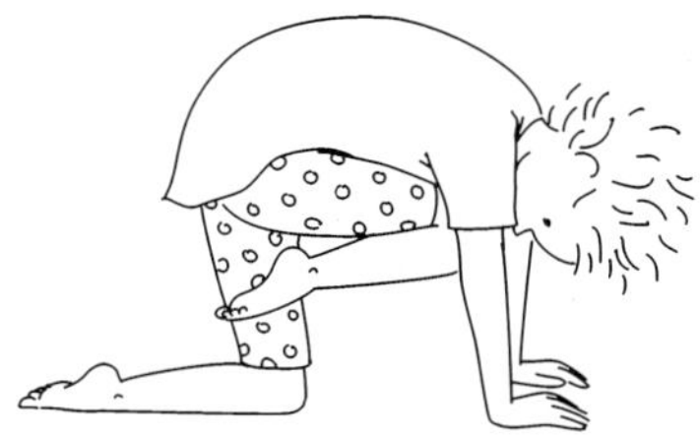

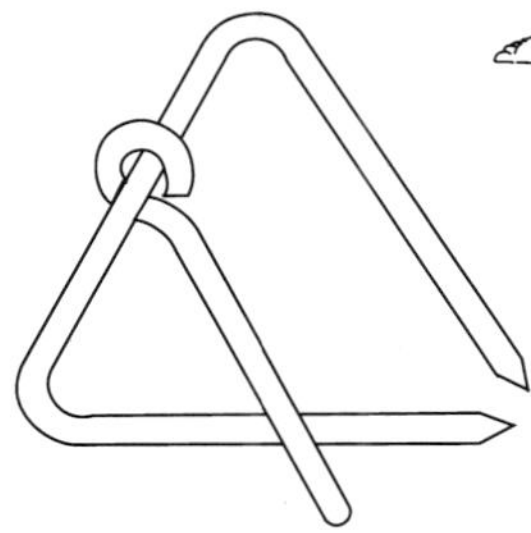

Schmetterling – Tiger – Frosch

Vorbereitung

sollten die folgenden Körperhaltungen geübt werden:

- Schmetterling – Badha Konasana, S. 38
- Tiger – Vyaghrasana, S. 44
- Frosch – Mandukasana, S. 27

Wenn die Kinder die Tierhaltungen darstellen können, bilden sie 2 Gruppen. Die Gruppen sprechen sich leise ab, welche der 3 Haltungen sie auf ein vorher verabredetes Signal spontan gemeinsam ausführen. Verloren hat die Gruppe, die unterschiedliche Stellungen darstellt. Einen Punkt bekommt die Gruppe, in der alle Kinder spontan in der gleichen Haltung stehen. Sind beide Gruppen in jeweils gleicher Stellung, gewinnt die Gruppe, die sich in der Position des Gewinnertieres befindet.

Der Tiger gewinnt gegen den Frosch, er frisst ihn auf. Er verliert gegen den Schmetterling, weil der fortflattert.

Der Schmetterling gewinnt gegen den Tiger, verliert gegen den Frosch.

Der Frosch gewinnt gegen den Schmetterling, verliert gegen den Tiger.

Schnecken-Tastspiel

In diesem Spiel wird der ganze Rücken gedehnt und der Tastsinn gefördert. Es kann zum Ertasten von Buchstaben, Zahlen, Formen und auch zur Vertiefung der Mengenerfassung eingesetzt werden. Beispiel: Finde 5 Kugeln, 3 Buchstaben usw.

Vorbereitung

Gegenstände zum Ertasten bereitlegen.

Yoga Mudra – Stellung der Schnecke

Die Schnecke ruht in ihrem Schneckenhaus. Plötzlich riecht sie einen süßen Duft. Das müssen die leckeren Erdbeeren sein, denkt sie und streckt ihren Kopf heraus. Sie schaut nach links, sie schaut nach rechts, doch die Erdbeeren sind genau vor ihr. Sie kann sie nicht sehen, weil sie vor sich auf den Boden schaut. Sie dehnt einen Fühler nach vorn, dabei stützt sie sich mit dem anderen Fühler ab. So wird sie auf einer Seite ganz lang und erreicht die leckerste Erdbeere. Die zweitleckerste Erdbeere erreicht sie mit dem anderen Fühler. Um ganz lang zu werden, stützt sie sich wieder ab.

Dieses Spiel können 2 Kinder zusammen spielen. Ein Kind ist die Schnecke und geht in Schneckenstellung, das andere Kind legt Früchte oder Gegenstände in Reichweite einer Armlänge vor die „Schnecke“.

8. Yoga mit Sprechversen

Die Kinder begleiten die Sprechverse mit Bewegungen. Wichtig sind langsame Aussprache und kurzes Innehalten in den Stellungen.

(1)

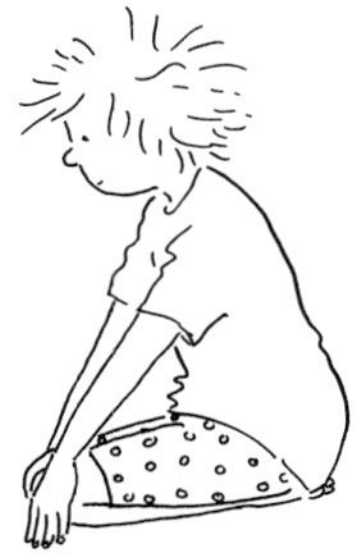

Die kleine Schnecke Veronika

(2)

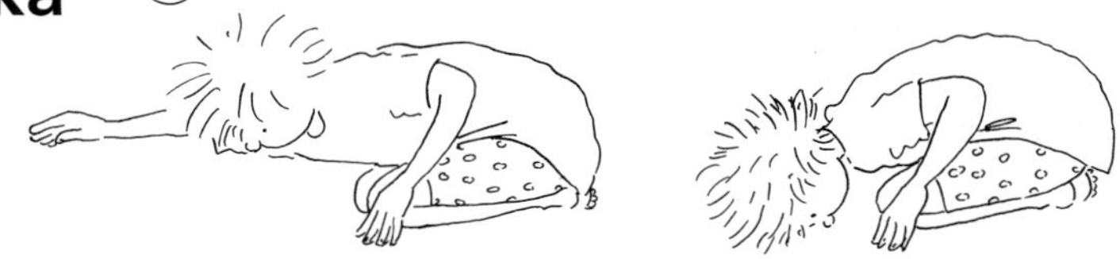

1. Ich sitze im Gras, wen seh' ich da?
Die kleine Schnecke Veronika.

2. Sie streckt ganz lang die Fühler aus
und bleibt dann doch in ihrem Haus.

(3)

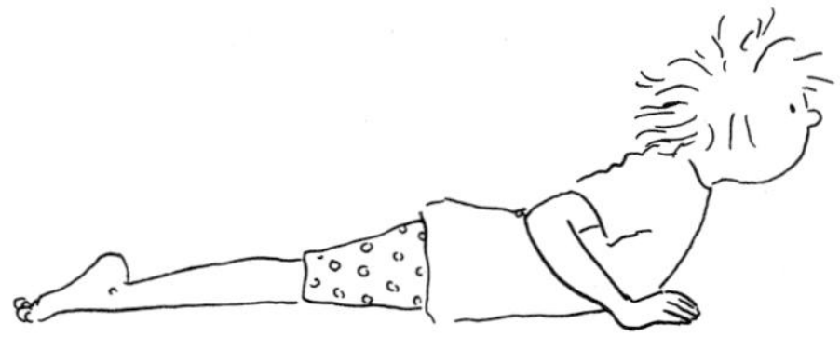

3. Die Schlange zischt und schaut sich um,
und die ist überhaupt nicht dumm!

4. Heut schaut sie nur dem Maulwurf zu,
der baut 'ne Burg aus Sand im Nu.

(4)

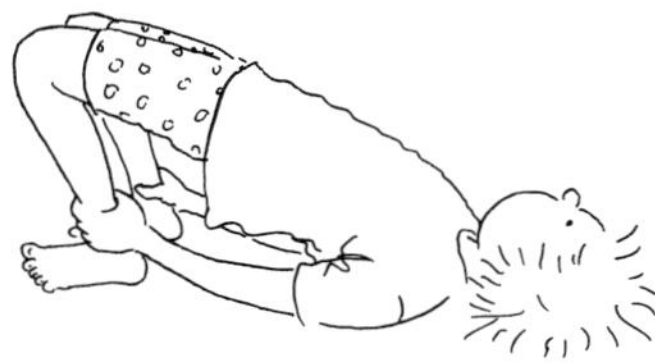

5. Dann schaut sie auf den kleinen See, hier
schwimmt ein Fisch und träumt vom Schnee.

(5)

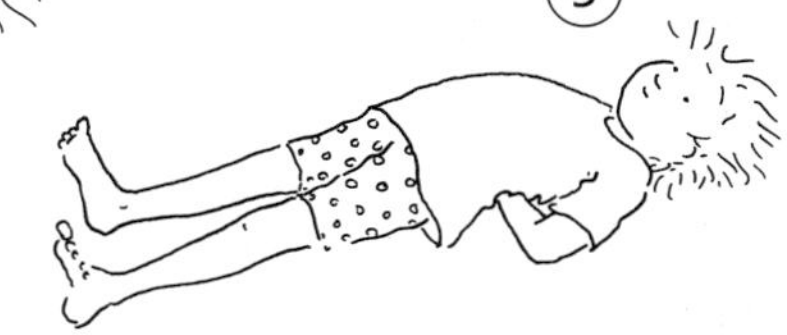

6. Ich sitze immer noch im Gras
und schaue, wie der kleine Has'
die Ohren in die Höhe streckt
und schnuppert, wie der Klee wohl schmeckt?

(6)

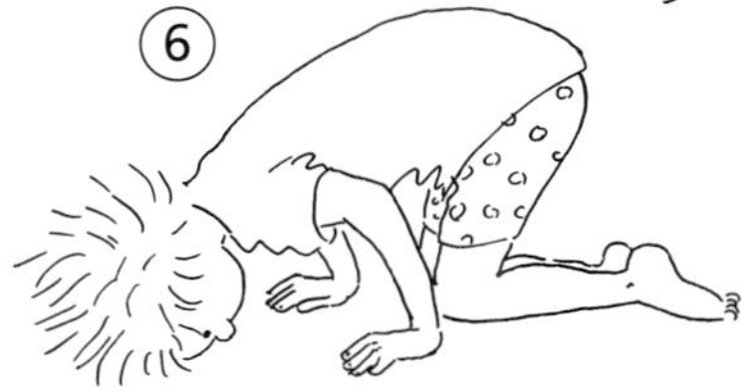

Übungen zu „Die kleine Schnecke Veronika"

1. Hase – Shashankasana (Variation)
Ausgangsposition ist der Fersensitz. Richte deine Wirbelsäule auf, indem du das Gesäß an die Fersen drückst, dein Steißbein in Richtung Schambein streben lässt und dich über deinen Scheitelpunkt nach oben dehnst.
Beuge dich mit geradem Rücken leicht vor, und setze die Fingerkuppen neben den Knien auf.
Nimm bewusst deinen Atem wahr, spüre, wie dein Brustkorb sich hebt und senkt.

2. Schnecke, S. 39

3. Kobra – Bhujangasana, S. 33

4. Schulterbrücke – Ardha Cakrasana
Ausgangsposition ist die Rückenlage.
Winkle die Knie an, und stell deine Beine dicht am Gesäß auf.
Einatmend löst du das Gesäß und den Rücken langsam vom Boden, bis dein Körpergewicht vom Kopf, Schultergürtel und den Füßen getragen wird. Fasse deine Fußgelenke mit den Händen, und atme in die Körpervorderseite. Dann lässt du ausatmend den Rücken und das Becken langsam wieder an den Boden kommen. Beobachte die Atmung in Bauch- und Brustraum.

5. Fisch – Ardha Matsyasana (Variation), S. 26

6. Hase – Shashankasana, S. 29

1

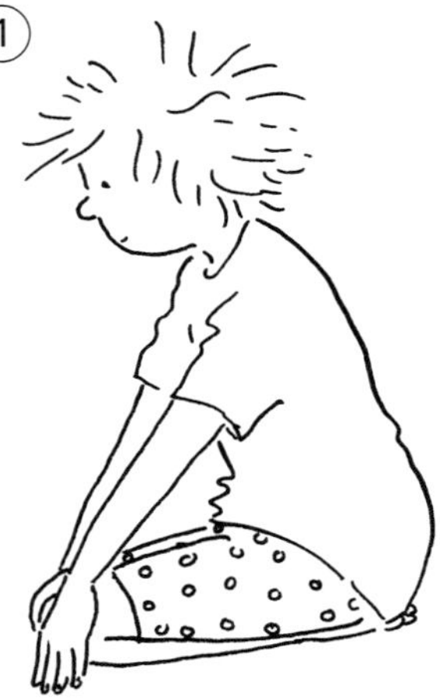

4

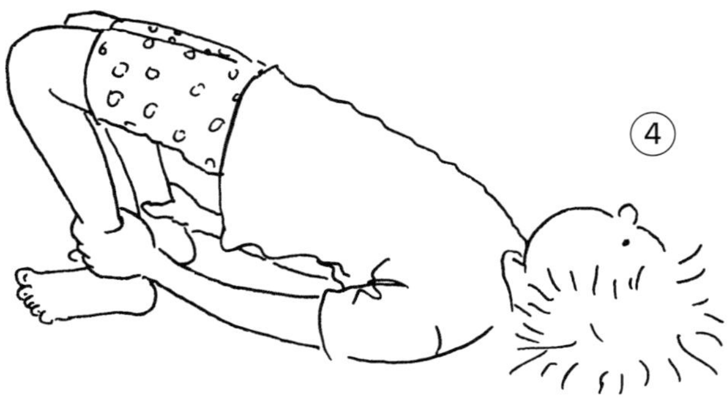

Der Storch, der Frosch, der Has'

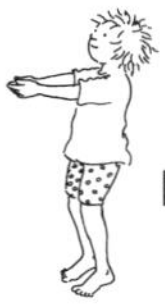 Ein großer, 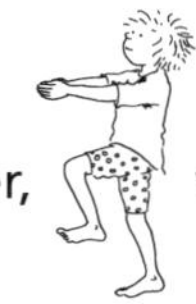 weißer 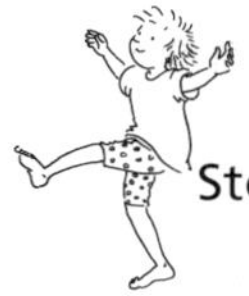 Storch 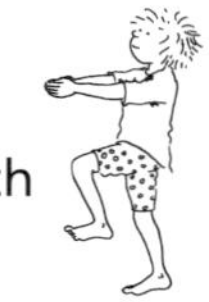 schreitet 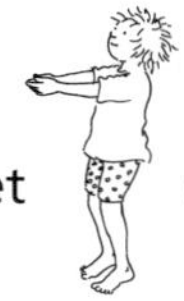 stolz 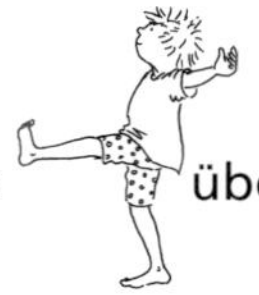 über 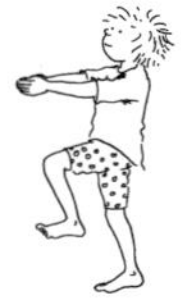 die Wiese. 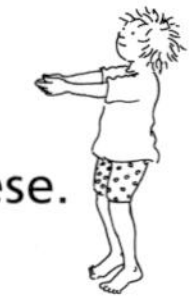

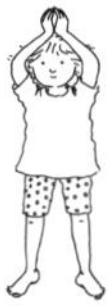 Ein kleiner, 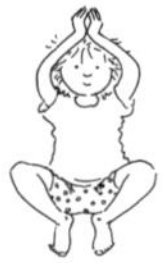 grüner 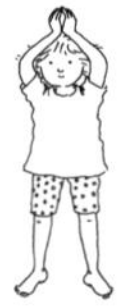 Frosch 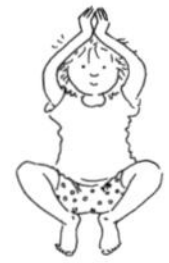 streckt sich 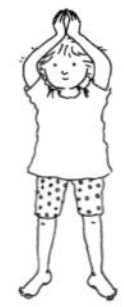 wie ein Riese. 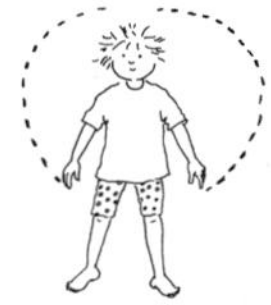

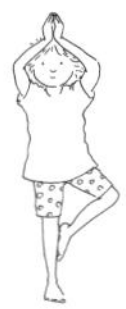 Ein stolzer Apfelbaum ist mit Äpfeln voll. 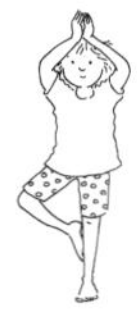

Ich schau' sie alle an, das finde ich ganz toll.

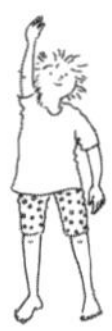 Dann pflück' ich einen ab, setz' mich ins grüne Gras, 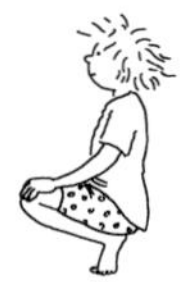

beiß' in den Apfel rein, 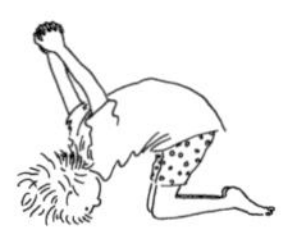 da kommt ein kleiner Has'.

Ich teil' den Apfel mit dem Has' 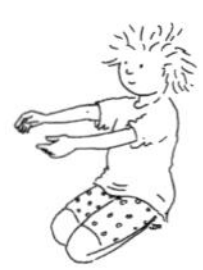 und ruhe mich dann aus,

lege mich ins grüne Gras 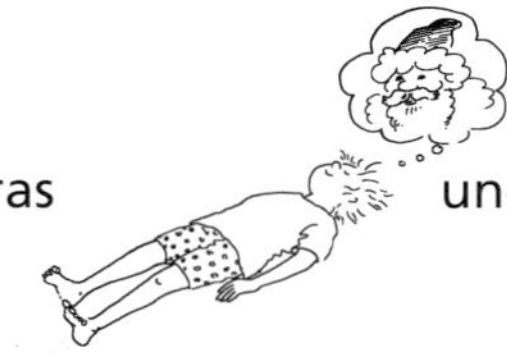 und träum' vom Nikolaus.

Die Brotkrume

1. Neben einer großen, runden Sonnenblume
liegt eine leckere, kleine Brotkrume.

2. Der Schmetterling, der mit den Flügeln flattert,
kommt nicht ran und ist verdattert.

3. Der Käfer liegt strampelnd auf dem Rücken,
will sich dreh'n, doch es will nicht glücken.

4. Der Schmetterling versucht's noch mal,
macht sich weit und macht sich schmal,
trinkt Nektar von der Blume,
vergisst dabei die Krume.

5. Der Hund bellt laut und strengt sich an,
streckt sich aus, doch kommt nicht ran.

6. Die Schlange streckt die Zunge raus,
die ist zwar lang, doch reicht's nicht aus.

1

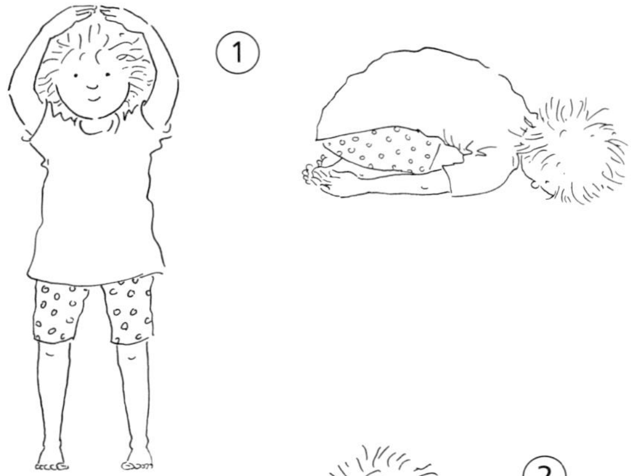

2

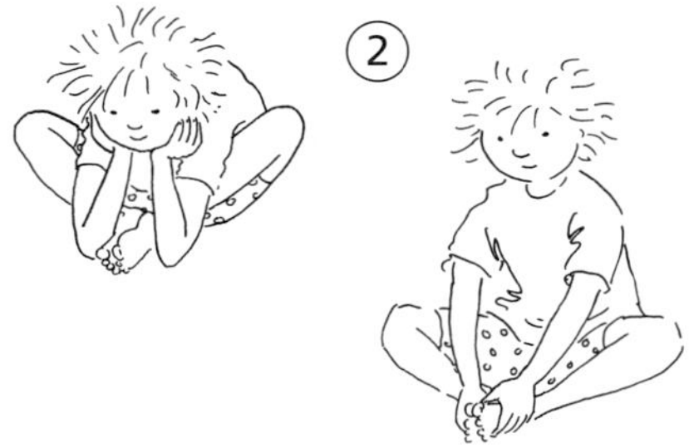

3

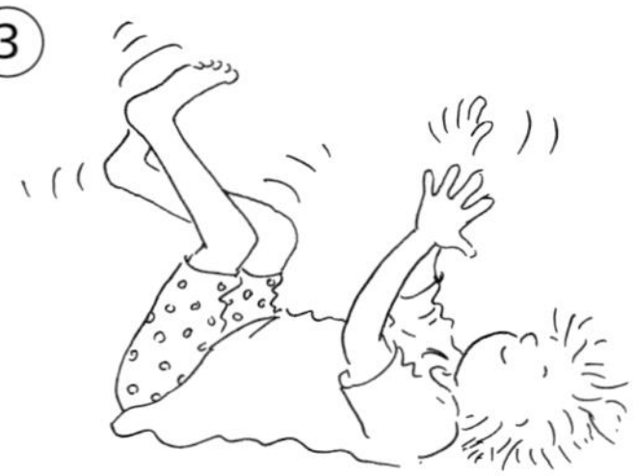

4

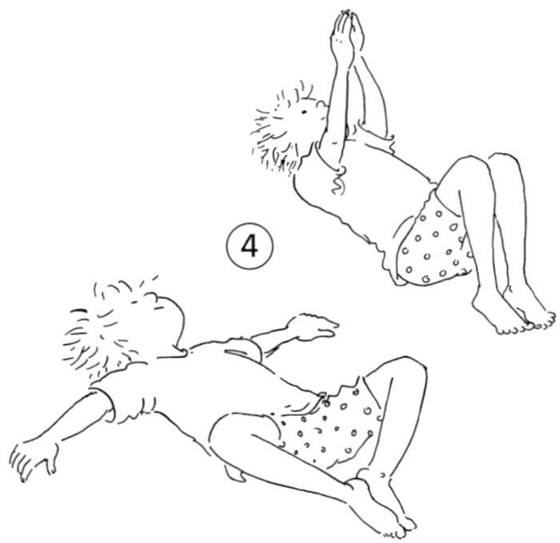

6

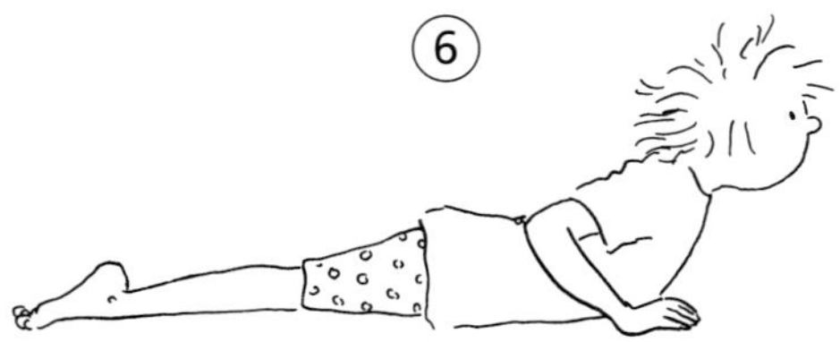

5

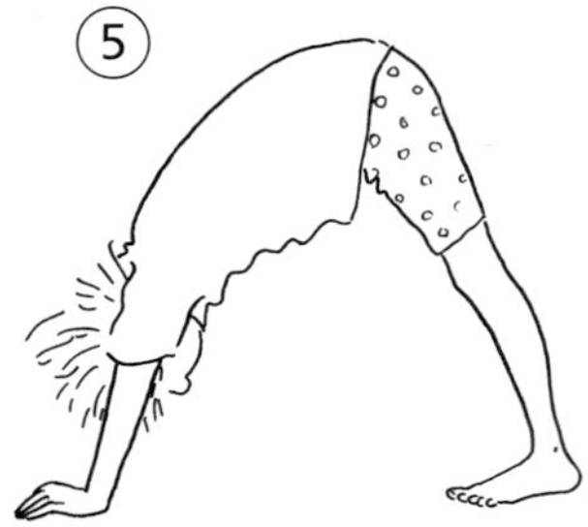

7. Die Katze macht den Rücken krumm,
dann streckt sie sich und dreht sich um,
schleicht zurück zu ihrem Haus,
dort trinkt sie Milch und ruht sich aus.

8. Die Sonne schickt ihr warmes Licht,
sie braucht die kleine Krume nicht.

9. Auf der Wiese steht die Kuh,
sie frisst Gras und schaut nur zu.

10. Die Enten schwimmen auf dem See,
sie seh'n die Krume nicht, oje.

11. Der große Vogel pickt sie auf,
nimmt sie mit und frisst sie auf.

12. Der Baum hat ruhig zugeschaut
und hört noch, wie der Vogel kaut.

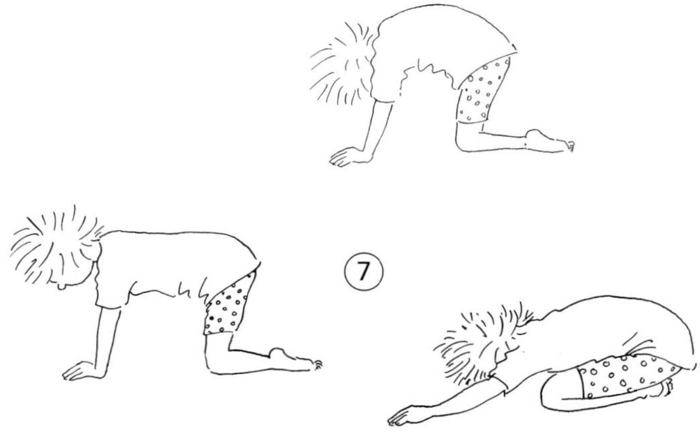
(7)

(8)
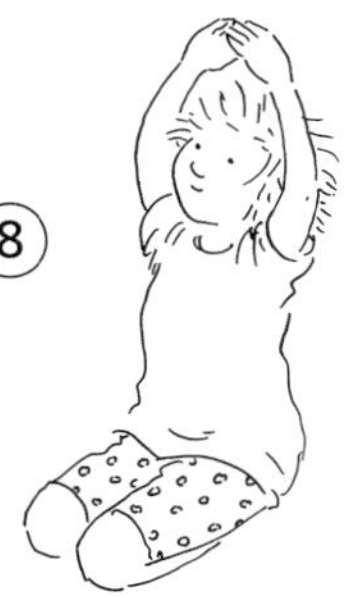

(9)
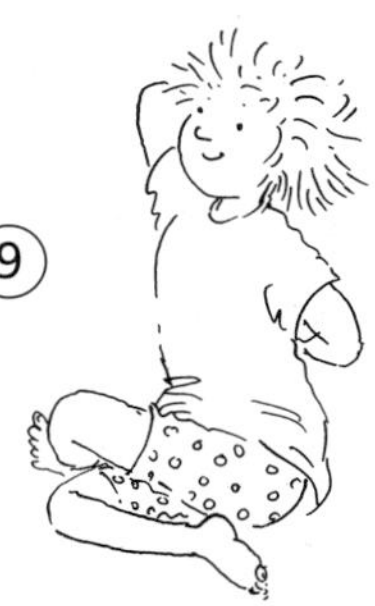

(10)
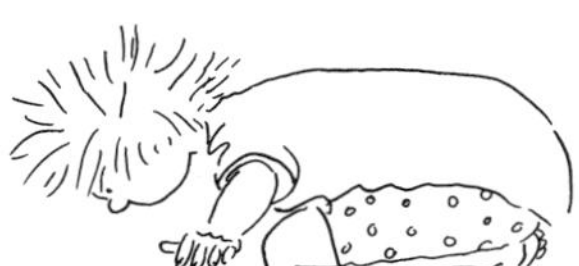

(12)
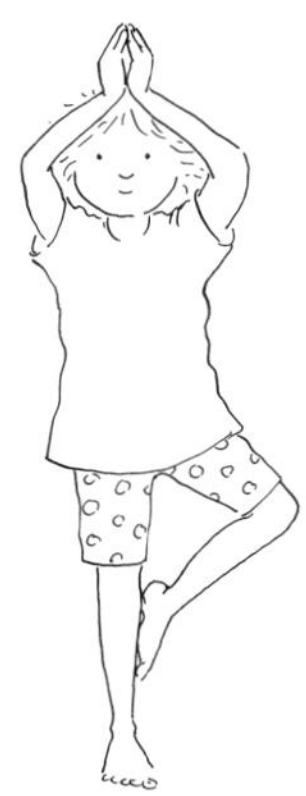

(11)
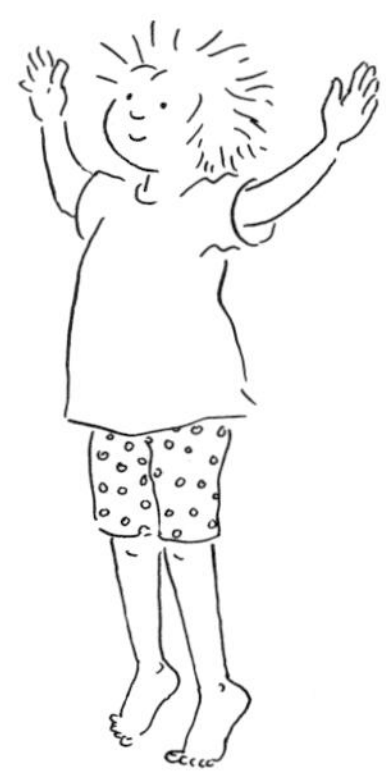

Übungen zu „Die Brotkrume"

1. a) Sonnenblume, S. 24

1. b) Brotkrume

Komme langsam mit aufgerichtetem Oberkörper in die Hockstellung, indem du die Knie einbeugst und mit deinem Körpergewicht auf den Zehengrundgelenken ankommst. Beuge den Oberkörper, bis die Hände den Boden berühren, und lege die Unterschenkel und Fußrücken am Boden ab. Lasse das Gesäß an den Fersen ruhen, lege langsam deinen Oberkörper auf den Oberschenkeln ab, und bringe die Stirn vor den Knien auf den Boden. Die Arme gleiten links und rechts neben den Körper. Dies ist die Stellung des eingerollten Blattes.

2. Verdatterter Schmetterling

Stütze beim verdatterten Schmetterling die Ellbogen vor den Unterschenkeln auf, halte dein Kinn mit den Händen.

3. Käfer

Du kommst in die Rückenlage, hebst Arme und Beine und führst strampelnde Bewegungen aus, drehst dich nach links und rechts und bleibst dann mit ausgebreiteten Armen und Beinen liegen.

4. Schmetterling, der es nochmal versucht

Der Schmetterling, der es noch mal versucht, liegt auf dem Rücken. Winkle die Knie an, und stelle die Füße dicht am Gesäß auf. Nimm die Arme senkrecht nach oben, und lege die Handflächen aneinander. Nun atmest du aus und breitest mit der Einatmung die Arme auf Schulterhöhe seitlich aus. Deine Knie lässt du zu den Seiten sinken, die Fußsohlen legst du aneinander. Ausatmend führst du Knie und Handflächen wieder zueinander und einatmend wieder in die Weite …

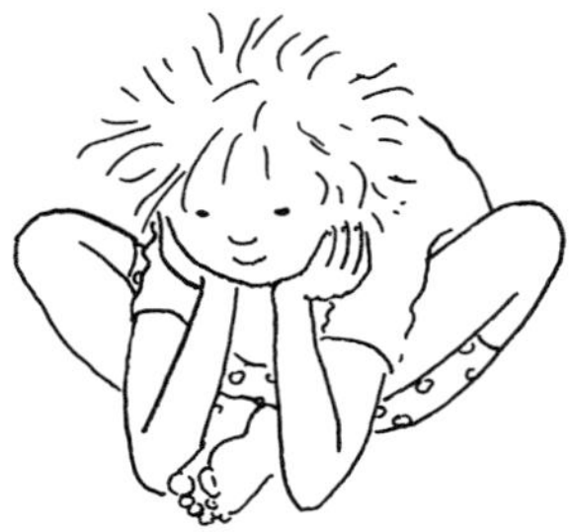

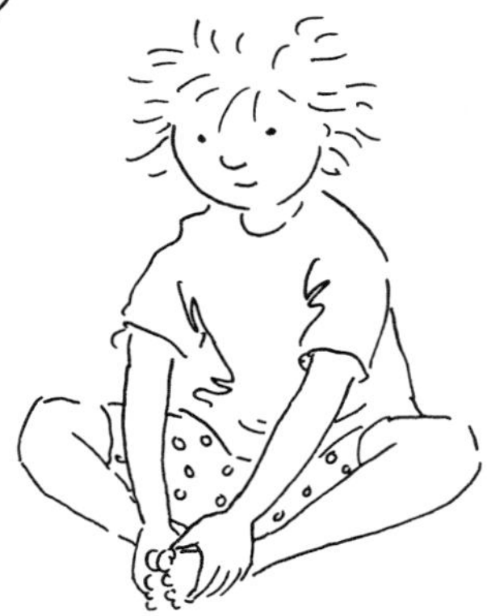

5. Hund, S. 30

6. Schlange, S. 33

7.a. Katze, S. 32

7.b. Das Trinken der Milch, S. 32

8. Sonne empfangen

Du sitzt im Fersensitz, deine Unterschenkel und Fußrücken liegen am Boden auf, das Gesäß ruht auf den Fersen, und dein Oberkörper ist aufgerichtet. Wenn du einatmest, führe deine Arme über die Seiten hoch über den Kopf, bis sich die Fingerspitzen berühren. Lasse ausatmend deine Schultern sinken, und stelle dir mit fließendem Atem die warme helle Sonne vor.

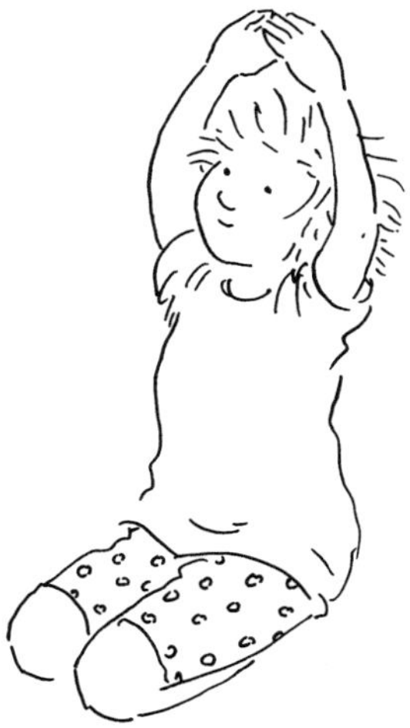

9. Kuh – Gomukhasana

Setze dich mit ausgestreckten Beinen an den Boden. Ziehe den rechten Fuß unter das linke Bein, sodass die Ferse am linken Hüftgelenk liegt. Hebe nun den linken Fuß über den rechten Oberschenkel, und versuche, mit der linken Ferse so dicht wie möglich an das rechte Hüftgelenk zu reichen. Richte die Wirbelsäule und den Kopf auf, und führe den rechten Arm über die Seite nach hinten. Hier legst du den Handrücken zwischen die Schulterblätter, dehnst den linken Arm nach oben und beugst ihn über die linke Schulter zur rechten Hand. Deine Finger fassen sich, und du dehnst mit dem rechten Ellbogen nach unten und mit dem linken nach oben. Sollten sich die Finger nicht erreichen, kannst du ein Tuch zu Hilfe nehmen. Wechsle zur anderen Seite.

10. Enten

Du kommst in die Positon des eingerollten Blattes (s. Brotkrume, S. 62), hebst den Kopf in Verlängerung der Wirbelsäule und breitest die Arme zu den Seiten auf Schulterhöhe aus.

11. Vogel, S. 45

12. Baum, S. 21

(11)

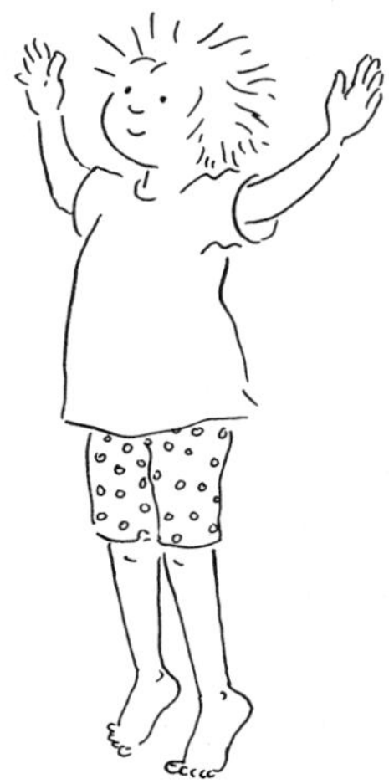

(12)

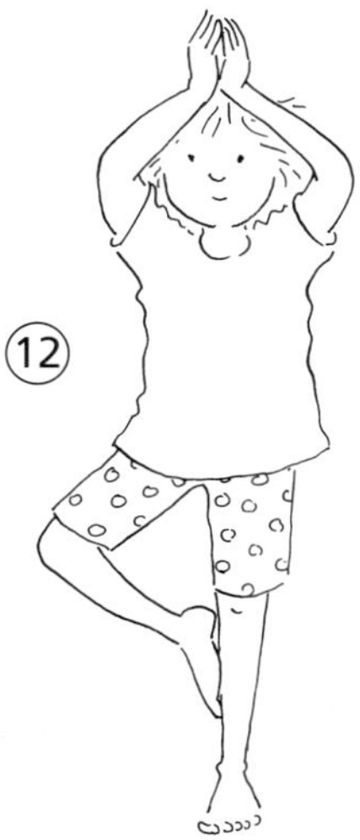

Affen am Strand

1. Heute sitzen wir am Palmenstrand.

2. Die Affen sind außer Rand und Band.

3. Sie trommeln sich auf ihre Brust,
das macht viel Spaß und auch viel Lust.

4. Dann klettern sie auf einen Ast

5. und schaukeln, bis der Ast dann kracht.

6. Doch flink, wie Affen nun mal sind,
springen sie hinauf geschwind,
fassen einen anderen Ast,

7. springen dann, weil der auch kracht,
hoch hinauf auf eine Wolke.

8. Hier ist alles, wie's sein
sollte, sie vergessen
schnell den Baum
und träumen einen
Affentraum.

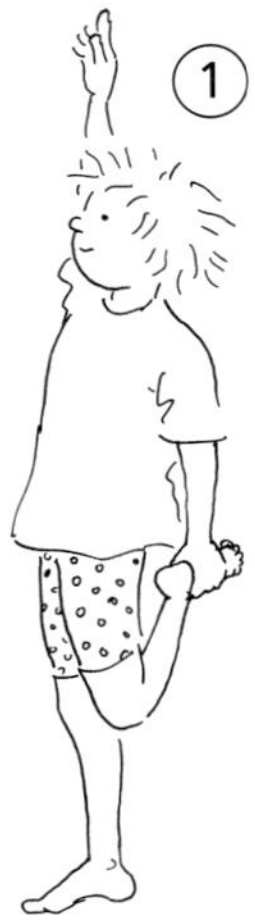

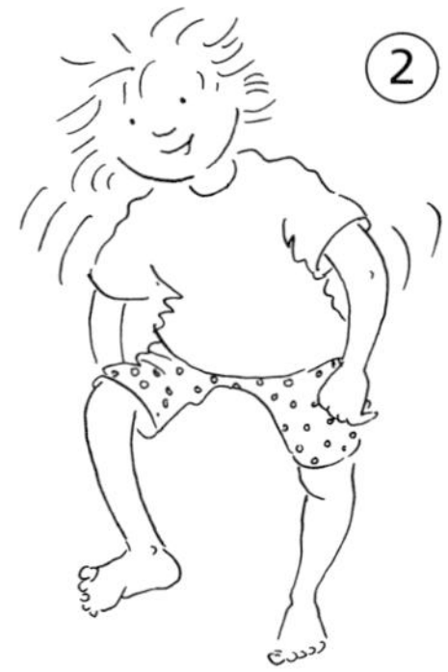

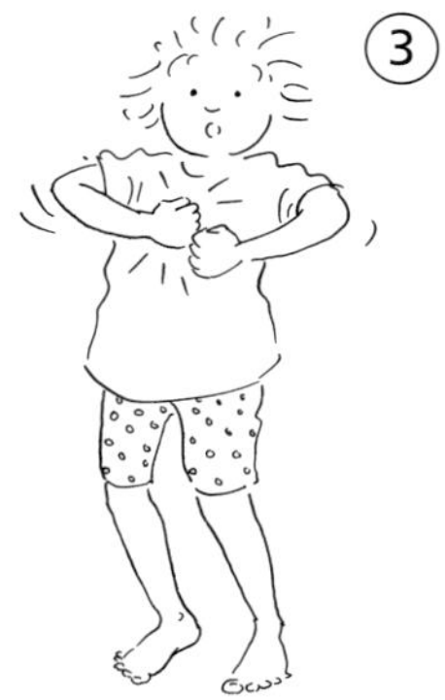

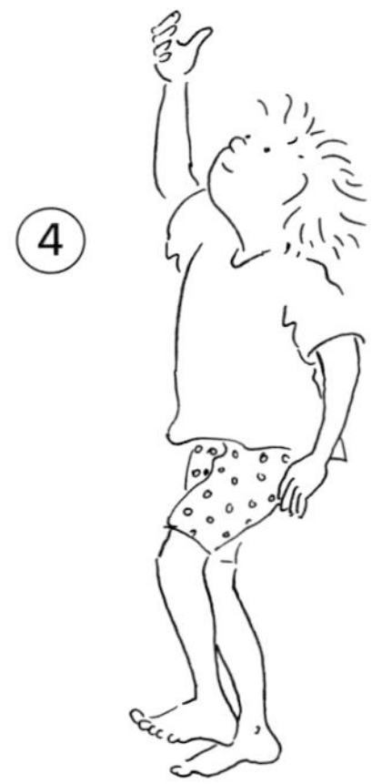

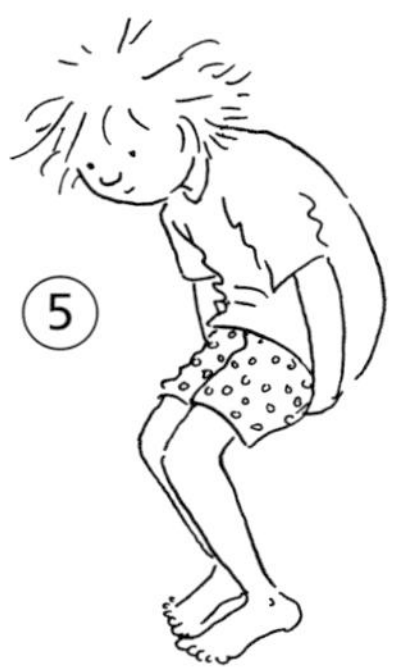

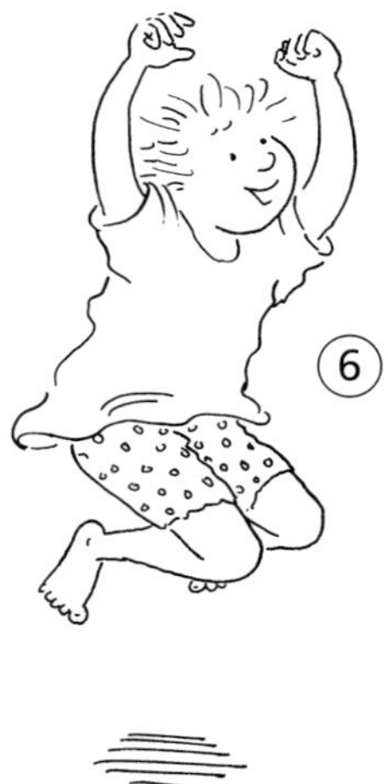

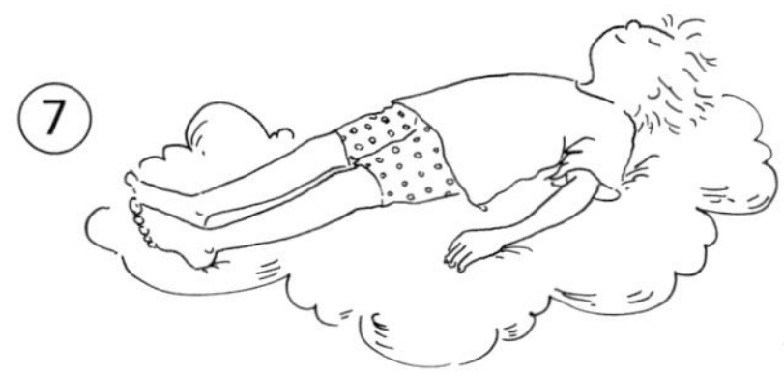

Übungen zu „Affen am Strand"

1. Palme, S. 37

2. Affen

Du stellst dir lustige Affen vor, die außer Rand und Band am Strand spielen, und ahmst ihre Bewegungen nach. Dann breitest du die Arme seitlich auf Schulterhöhe aus, bildest Fäuste, beugst die Arme ein und trommelst mit den Fäusten auf die Brust.

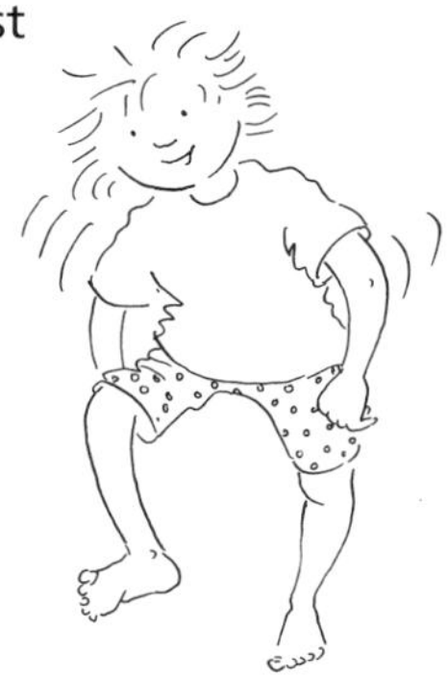

3. Affentanz, S. 20

4. Kletterbewegung

Strecke abwechselnd die Arme nach oben in die Senkrechte, und führe mit den Händen Greifbewegungen aus. Dabei löse immer das entgegengesetzte Bein vom Boden. Wenn du also den rechten Arm nach oben streckst und dir vorstellst, mit der rechten Hand einen Ast zu greifen, löst du den linken Fuß vom Boden und beugst das linke Knie leicht ein. Dann stellst du den linken Fuß an den Boden zurück, senkst gleichzeitig den rechten Arm, streckst den linken Arm in die Senkrechte, stellst dir vor, mit der linken Hand einen Ast zu greifen, sodass die linke Hand eine Faust bildet. Gleichzeitig löst du den rechten Fuß vom Boden und beugst das Knie leicht ein. Fahre so einige Male fort.

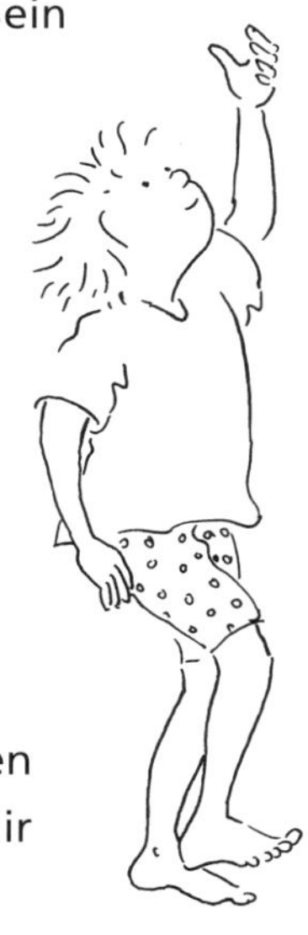

5.–8. Schaukeln, springen, träumen

Führe deine Arme über die Seiten nach hinten, und verschränke die Hände am Rücken. Lasse dein Gesäß in die Handflächen sinken, und schaukle hin und her, vor und zurück, wie es dir Spaß macht. Die Knie sind dabei leicht eingebeugt. Löse die Hände voneinander, und springe in die Luft. Lasse dabei auch die Arme nach oben schwingen. Bilde Fäuste, und löse sie wieder, spring noch einmal in die Luft, und suche dir dann einen schönen Platz zum Träumen aus. Du kannst dir einen Moment lang vorstellen, was Affen brauchen, um glücklich zu sein. Wünsche dir ebenfalls etwas, damit du dich zufrieden und glücklich fühlst.

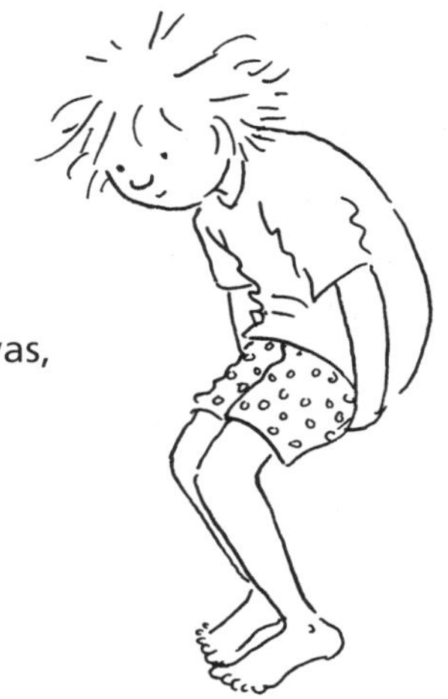

Mir ist warm, mir ist kalt

1. Mir ist warm, mir ist kalt,
ich geh' jetzt in den Wald.

2. Der Baum steht still, der Baum steht still,
da kann ich machen, was ich will.

3. Der Baum ist ruhig, steht ganz fest,
ein Vogel sitzt in seinem Nest.

4. Der große Vogel fliegt herbei
und macht dazu auch noch Geschrei.

5. Der kleine Vogel ist ganz still,
weil ihn die Katze fressen will.

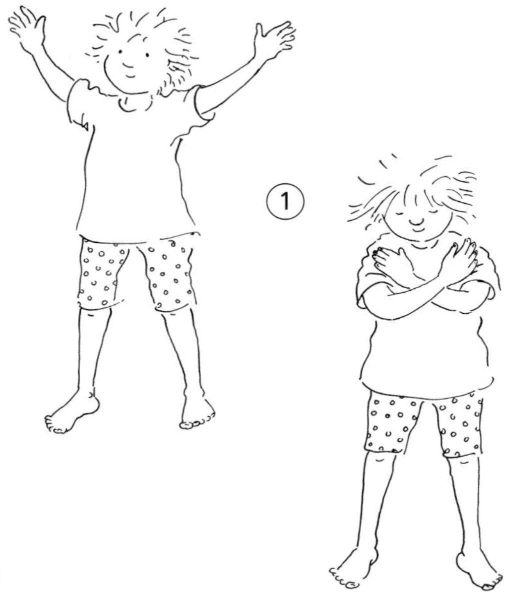

1

2

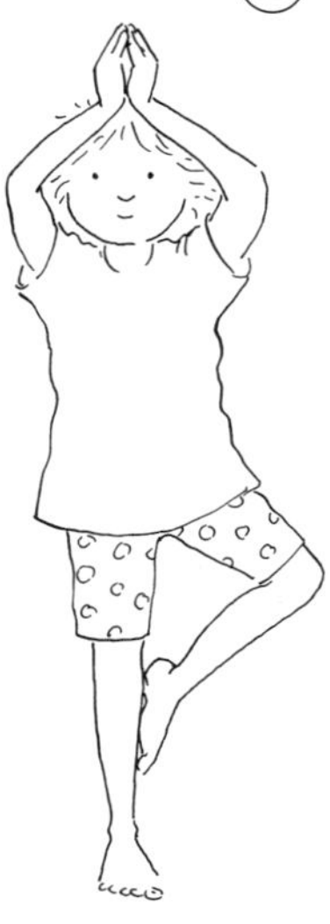

3

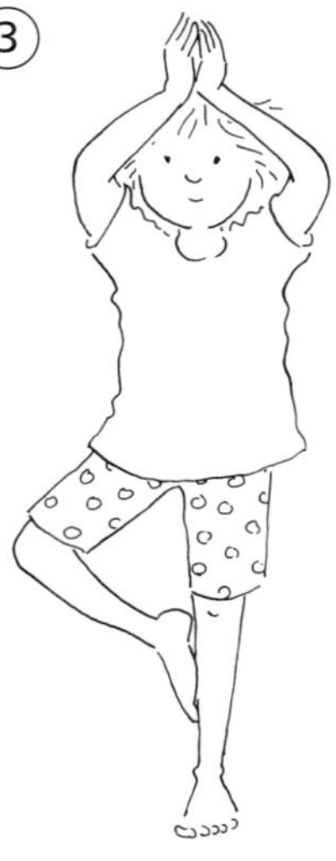

4

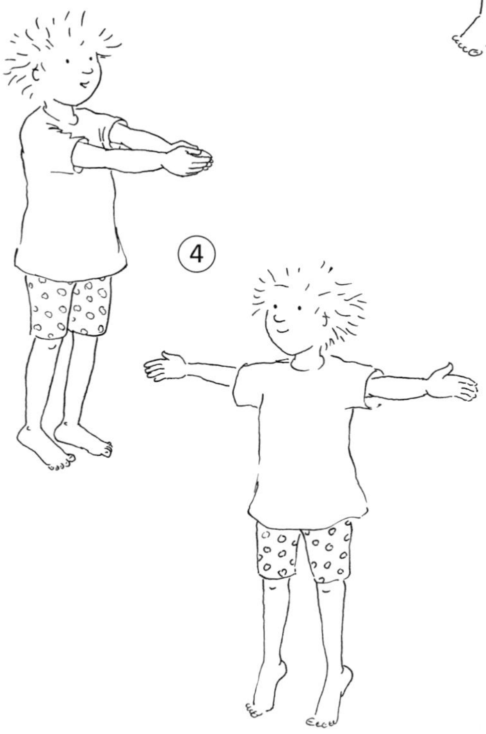

5

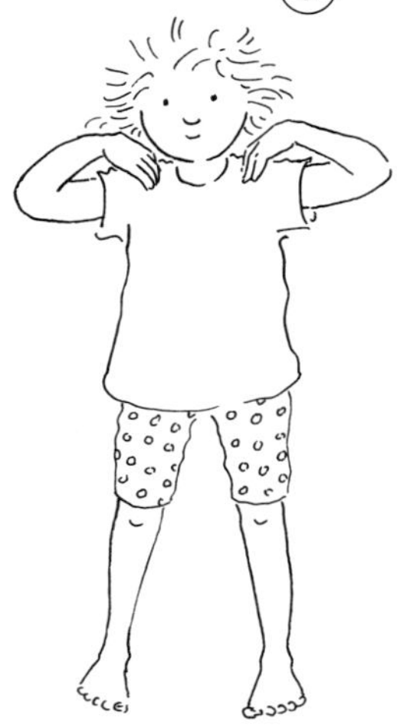

6. Die Katze steht vorm Mauseloch und sagt:
„Die Maus, die fress' ich noch."

7. Jedoch die Maus, die kommt nicht raus,
es regnet nämlich vor dem Haus.

8. Es regnet hier, es regnet da,
doch leider nicht in Afrika.

9. Es regnet ohne Unterlass,
die kleine Katze wird ganz nass.

10. Da läuft sie lieber schnell nach Haus,
ruht sich am warmen Ofen aus.
Sie träumt vom Vogel und der Maus,
und jetzt ist die Geschichte aus.

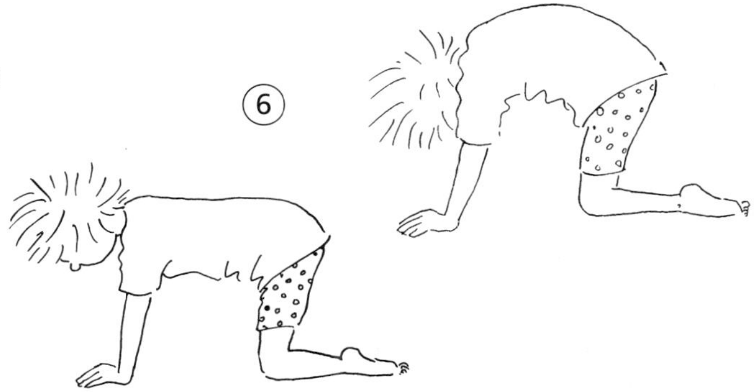

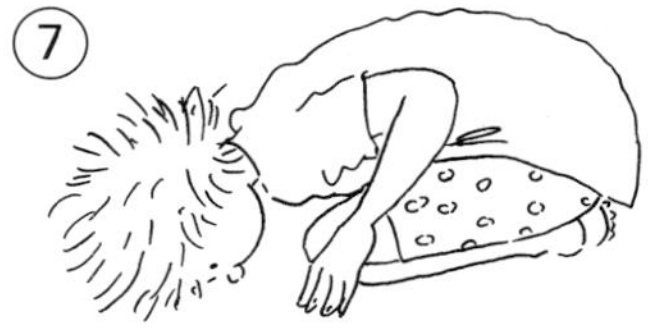

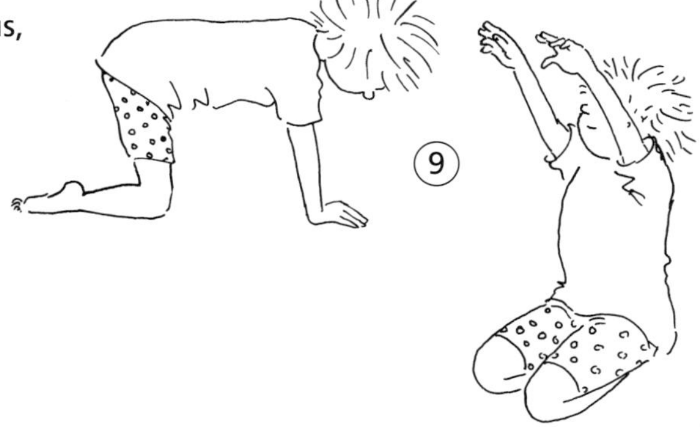

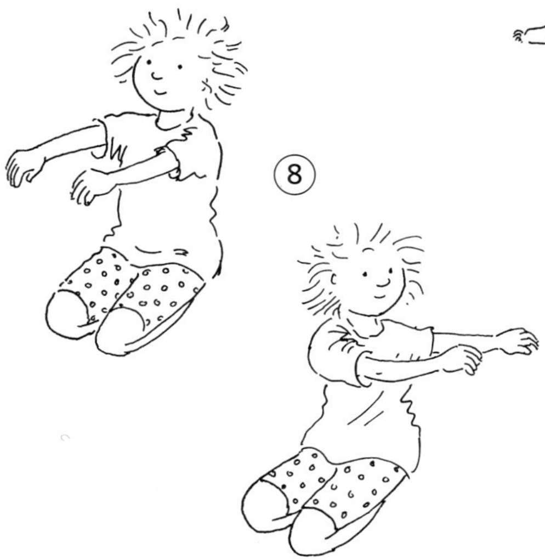

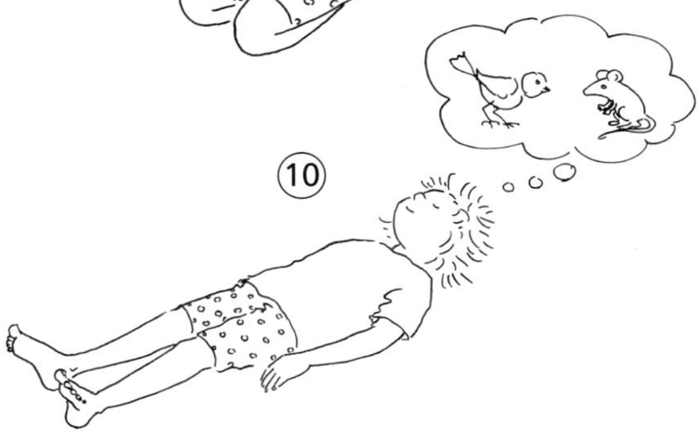

Übungen zu „Mir ist warm, mir ist kalt“

1. Warm – Kalt

Ausgangsstellung ist *Berg – Tadasana*.
Grätsche leicht die Beine, und drücke die Fußsohlen fest an den Boden. Atme aus, und führe mit der Einatmung die Arme über die Seiten nach oben, bis sie sich in der diagonalen Weiterführung der Beine befinden. Dehne dich in diese Weite, und lege ausatmend die rechte Hand auf die linke und die linke Hand auf die rechte Schulter. Der Brustraum wird schmal, und alle verbrauchte Luft kann ausströmen. Einatmend öffnest du dich wieder, die Arme strecken sich nach oben, und ausatmend legst du die Hände wieder kreuzweise auf die Schultern.

8.–10. Regen

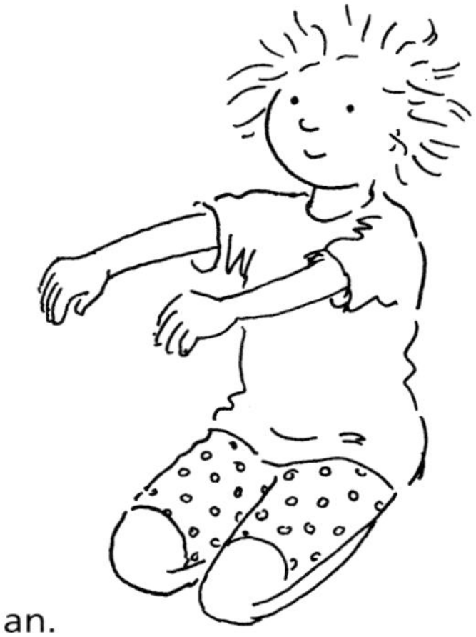

Ausgangsstellung ist der Fersensitz. Strecke die Arme nach vorn auf Schulterhöhe, bewege die gestreckten Arme nach links, rechts, auf und ab, und zeige durch die Bewegung deiner Finger den Regen an. Das Gesäß bleibt dicht auf den Fersen, die Drehbewegung ist in der Brustwirbelsäule spürbar. Über den Vierfüßlerstand suchst du dir eine bequeme Lage zum Träumen aus.

2./3. Baum, S. 21

4. Der große Vogel, S. 45

5. Der kleine Vogel, S. 45

6. Katze, S. 32

7. Maus, S. 35

4

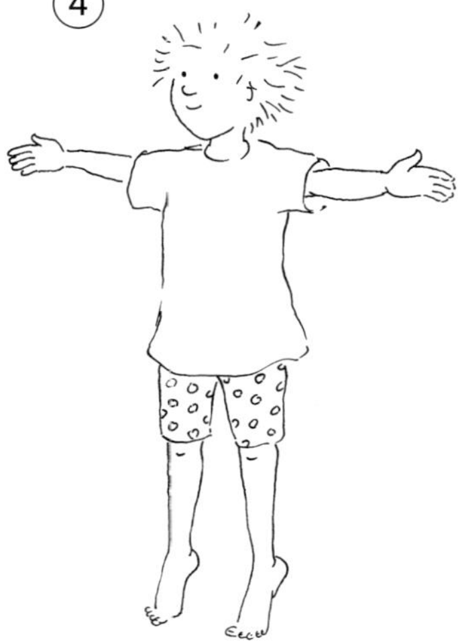

6

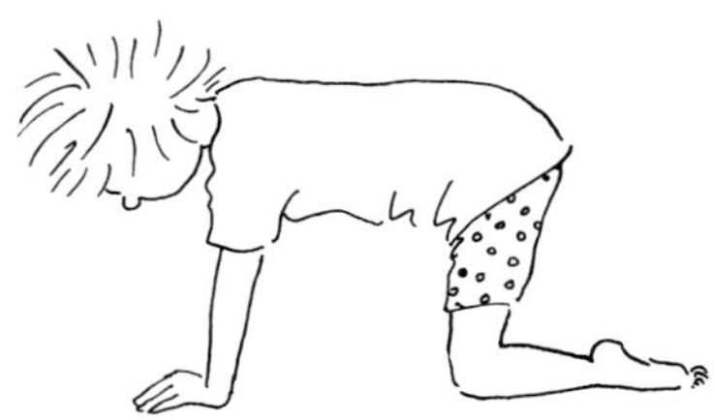

7

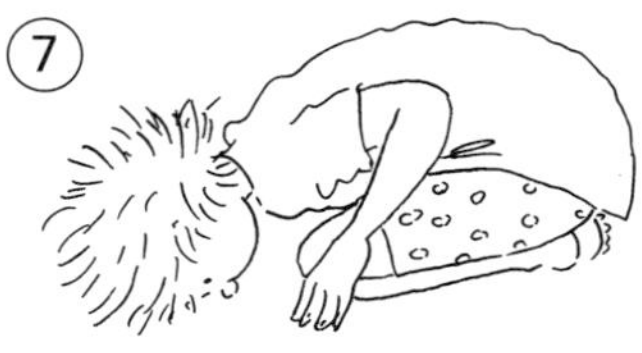

Die Superfliege

1. Ein Käfer krabbelt auf der Wiese,

2. da kommt herbei ein großer Riese.

3. Und hinter ihm ein kleiner Zwerg,

4. der wohnt auf einem hohen Berg.

5. Der Storch steht still auf einem Bein
und ruht sich aus, so ganz allein.

6. Dann breitet er die Flügel aus
und fliegt hoch in die Luft hinauf.

7. Als er den Frosch von oben sieht,
weiß der noch nicht, was jetzt geschieht.

1

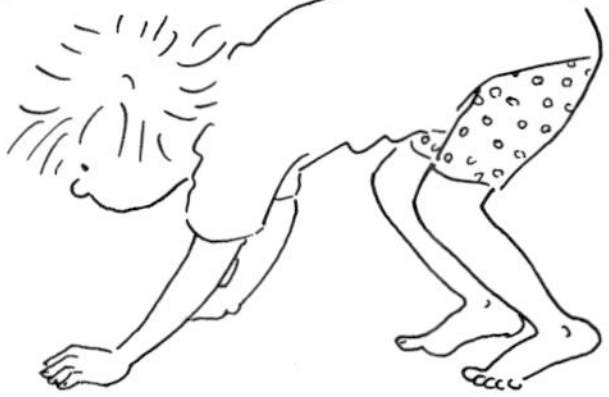

2

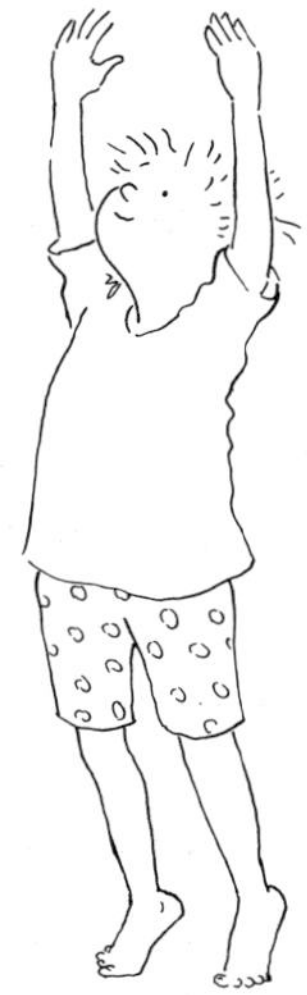

3

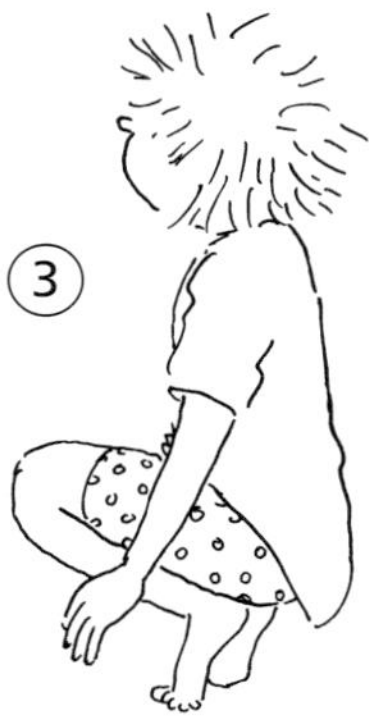

4

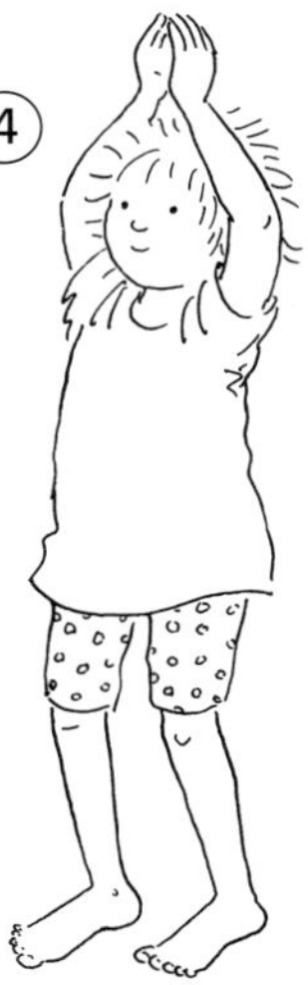

5

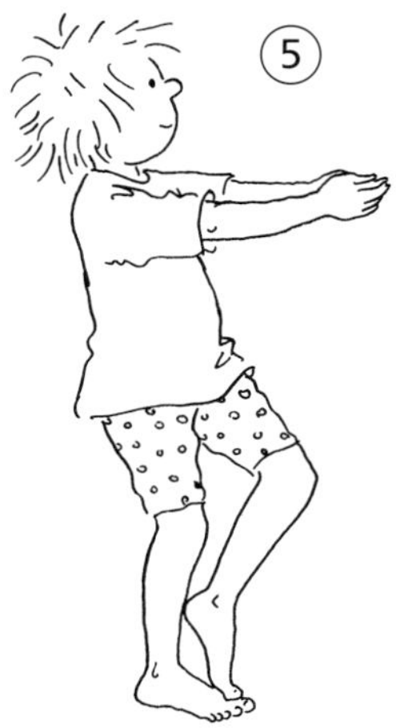

6

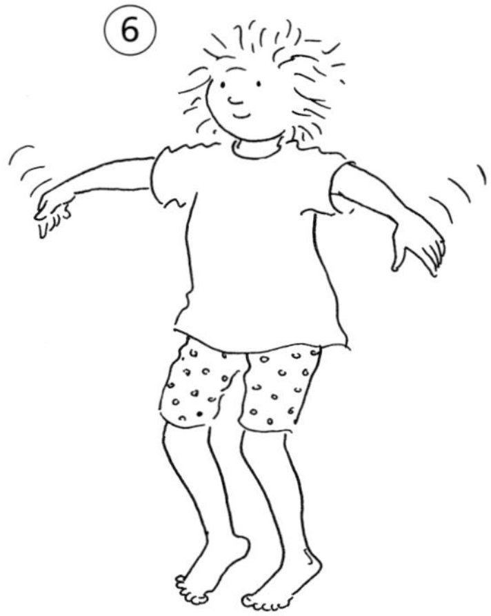

7

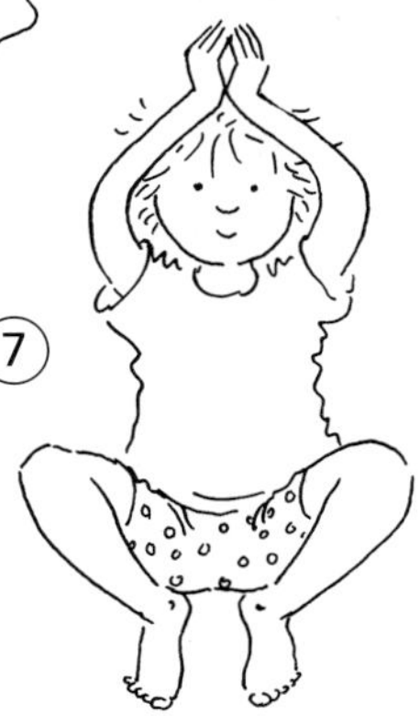

8. Er streckt sich nach der Biene aus,

9. doch die fliegt schnell zum Bienenhaus.

10. Der Frosch streckt sich nach einer Fliege,

11. doch die fliegt schnell zu einer Ziege.

12. Die Ziege sagt zur Fliege:
„Pass auf, wenn ich dich kriege."

13. Die Fliege sagt zur Ziege:
„Ich bin die Superfliege,
mich kriegst du nicht,
mich kriegst du nicht",
und ssssssssss ist sie weg.

8

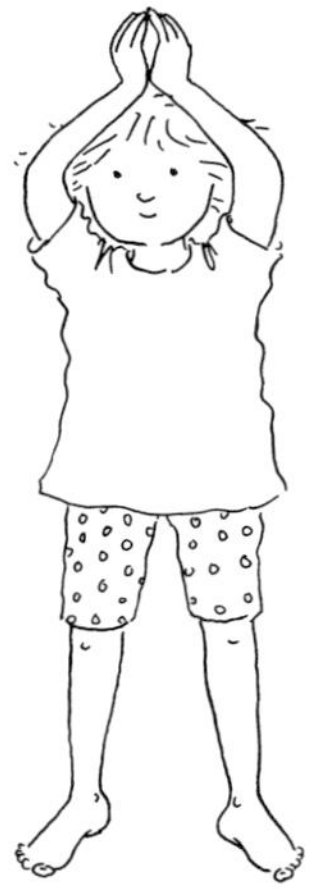

9

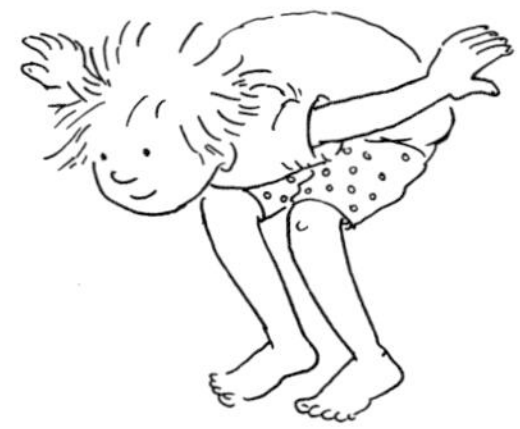

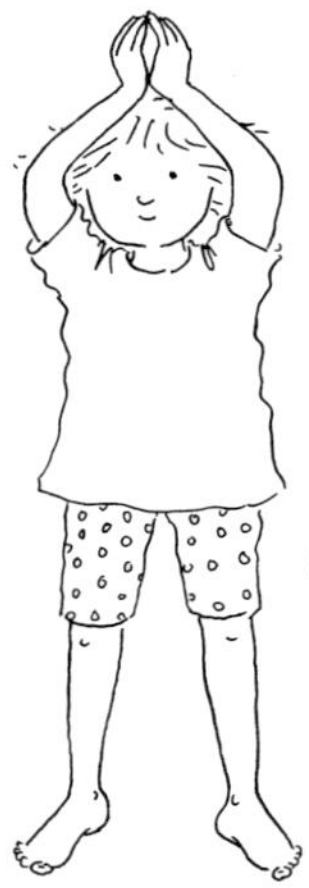

10

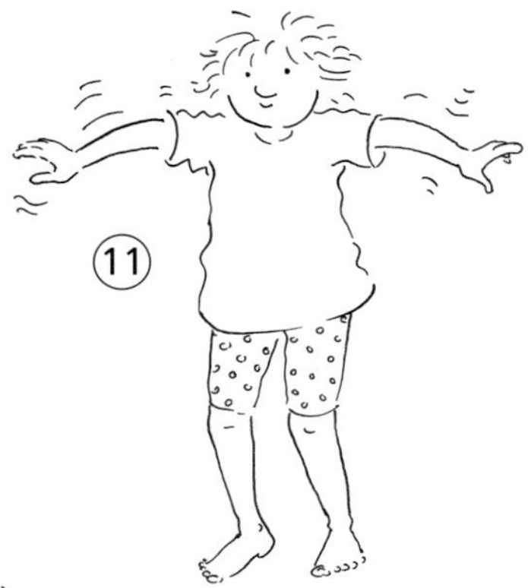

11

12

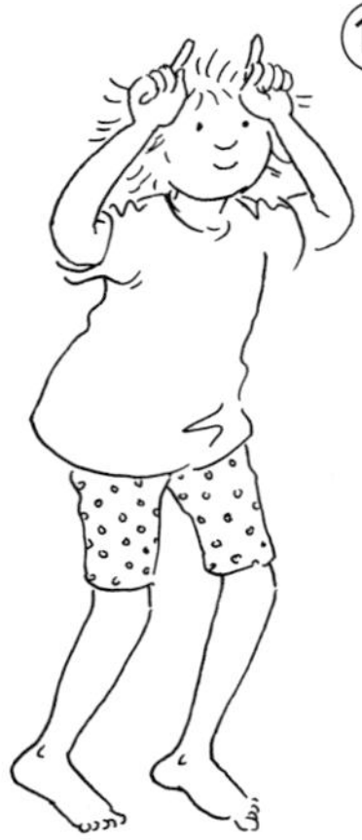

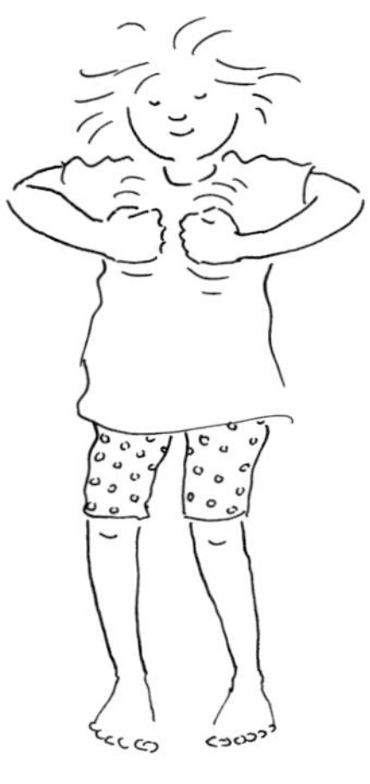

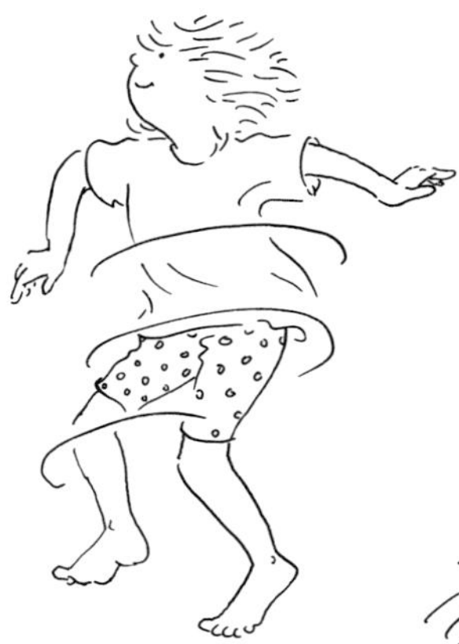

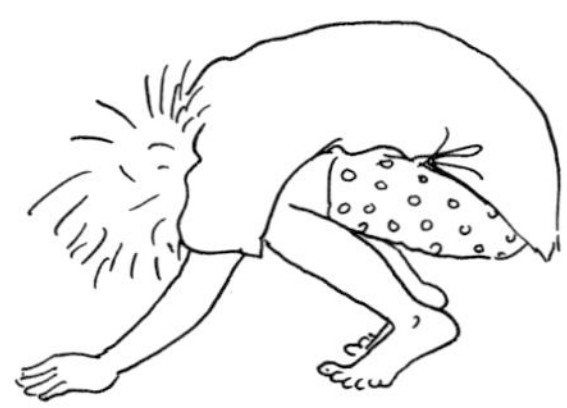

13

Übungen zu „Die Superfliege“

1. Käfer

Auf allen vieren laufen.

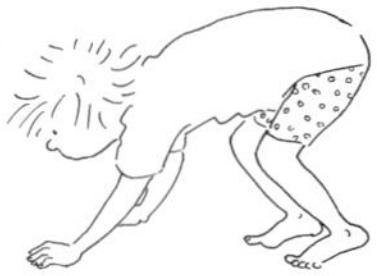

2. Riese

Grundstellung ist *Berg – Tadasana*. Grätsche leicht deine Beine und führe die Arme einatmend in die diagonale Weiterführung nach oben.

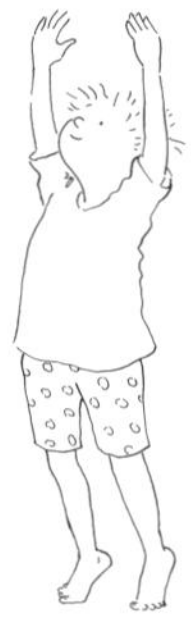

3. Zwerg

Beuge die Knie ein, und komme so mit geradem Rücken in die Hockstellung.

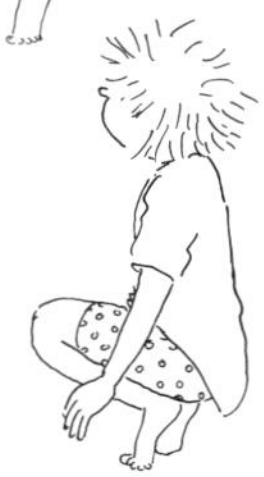

4. Berg

Strecke dich wieder hoch in die Bergstellung, und führe die Handflächen über dem Kopf zusammen. Die Arme sind gestreckt.

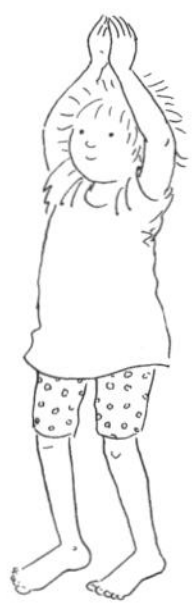

5. Storch, S. 42

6. Fliegender Storch

Strecke die Arme zur Seite aus, und flattere damit. Bewege dabei die Knie.

7. Frosch, S. 27

8. Berg, S. 21

9. Biene, S. 22

10. Berg, S. 21

11. Fliege

Du breitest deine Arme seitlich auf Schulterhöhe aus und lässt sie locker aus den Schultergelenken, Ellbogen und Handgelenken heraus schwingen.

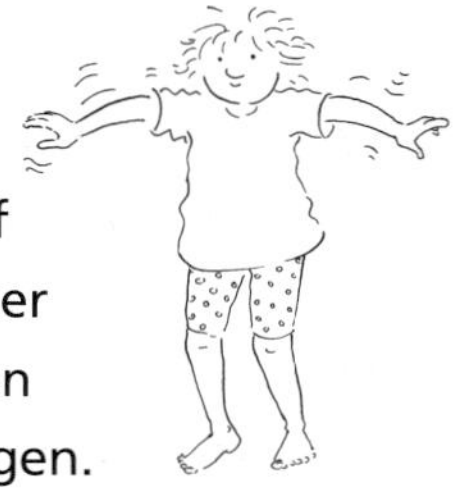

12. Ziege

Bilde Fäuste, und lege die Handrücken an die Stirn. Strecke die Zeigefinger nach oben, und deute so die Hörner der Ziege an.

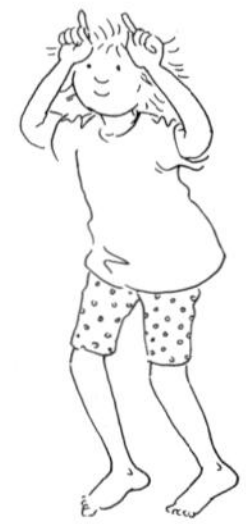

13. Superfliege

Führe deine Arme seitlich auf Schulterhöhe, und stelle die Unterarme senkrecht zu den Oberarmen, die parallel zum Boden gerichtet sind. Nun bilde wieder Fäuste, und trommle dir auf die Brust. Dann breitest du die Arme wieder aus, drehst dich im Kreis, kommst in die Hocke, setzt deine Hände am Boden auf und lässt den Kopf hängen.

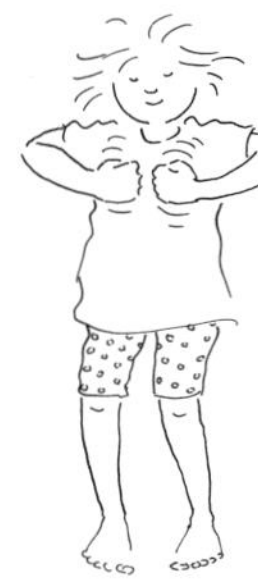

Mit der Eisenbahn

In diesem Spiel spielen die Kinder mit dem Atem. Wenn sie das Eisenbahngeräusch nachahmen, erfahren sie einen kurzen Ausatem und beim Wind einen langen Ausatem. In der Windmühle erleben sie sich ruhig und fest im Wind. Nur die Flügel bewegen sich. Die Kinder machen sich den Rumpf bewusst, der aufrecht und über die Beine und Füße gut geerdet steht. Selbst der größte Sturm kann sie nicht umwerfen. Sie konzentrieren sich auf ihre Gelenke, bewegen mal nur die Hände aus den Handgelenken, dann die Arme aus den Schultergelenken heraus. Bei der Frosch-Übung sind die Fuß-, Knie- und Hüftgelenke aktiv. Die Knie beugen und strecken das Bein, die Zehengrundgelenke tragen viel Körpergewicht. Die Hüftgelenke helfen, die Oberschenkel zu dehnen. Das Gleichgewicht der Kinder wird geschult, und sie erfahren, wie ihr Körper durch das Beugen und Strecken der Gelenke wachsen und kleiner werden kann. Bei der Vogel-Übung wird der Brustkorb mal weit und mal schmal. Die Kinder spüren in dieser Übung bewusster das Aufnehmen des Atems und das Abgeben verbrauchter Luft. Gleichzeitig wird die Muskulatur der Beine gekräftigt.

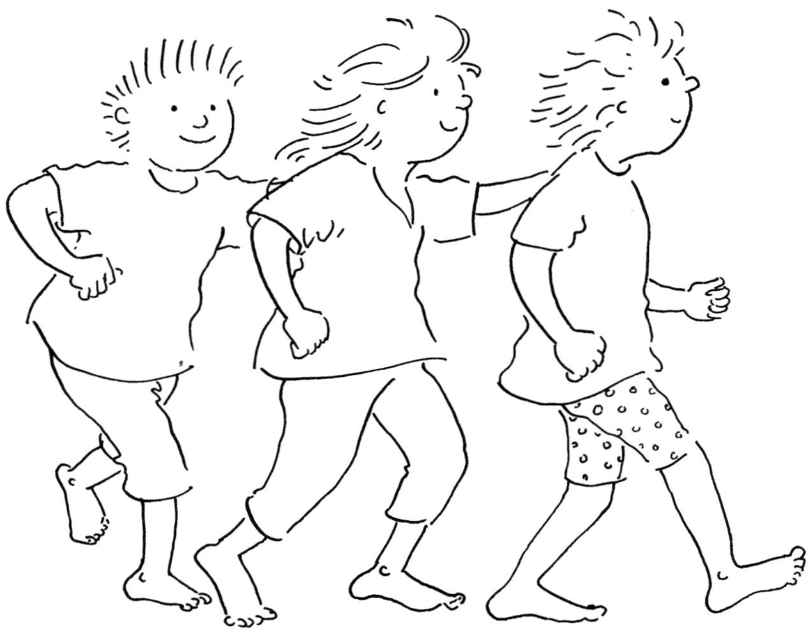

Text	**Bewegungen**
Wir fahren mit der Eisenbahn und hängen viele Wagen an.	*Schschsch … Atembewegung bis in den Bauch spüren, kurz ausatmen.* 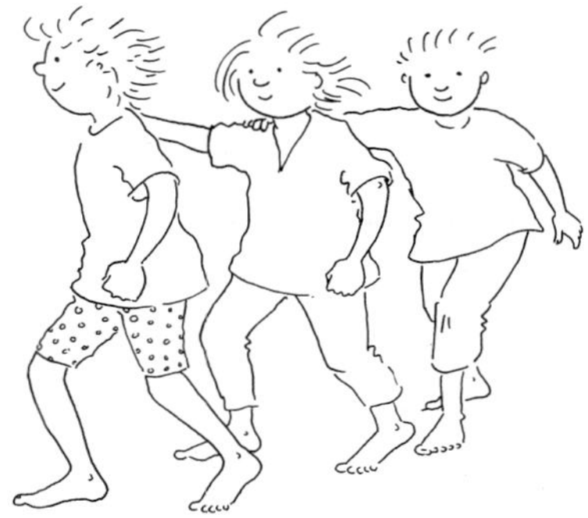
Wir fahren mit der Eisenbahn und schauen uns die Gegend an.	*Aus dem Schultergürtel heraus nach links und rechts drehen.* 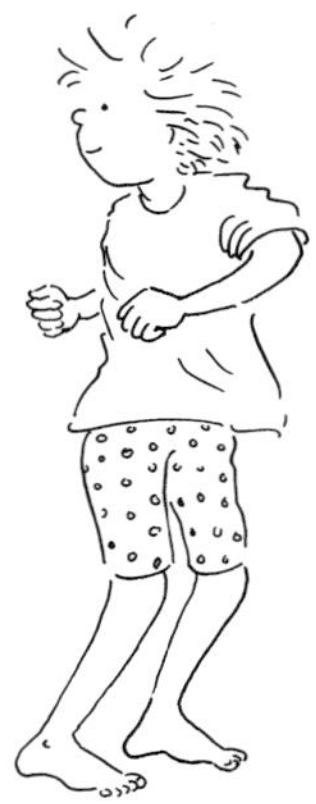
Die Mühle steht am Berg im Wind.	*Mit langem Ausatem den Wind nachahmen.*
Die Flügel drehen sich geschwind.	*Zuerst nur die Hände aus den Handgelenken heraus drehen, dann auch die Schultern kreisen lassen, sodass der ganze Arm bewegt wird, vor und zurück.* 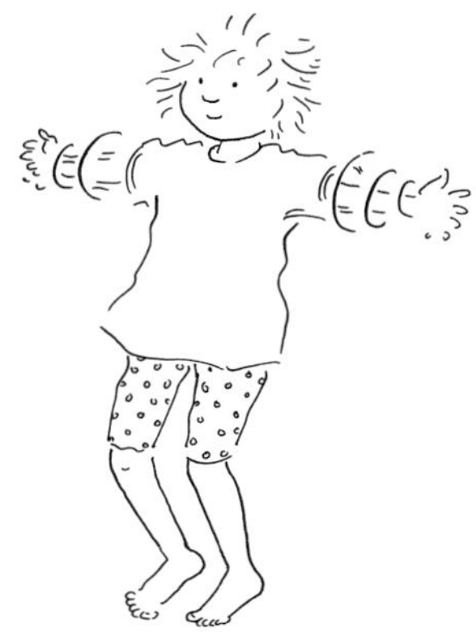

Text	Bewegungen
Jetzt fahren wir am See vorbei	*Wellenbewegung mit den Fingern.*
und hören schon von weit Geschrei.	*Ohren ausstreichen.* 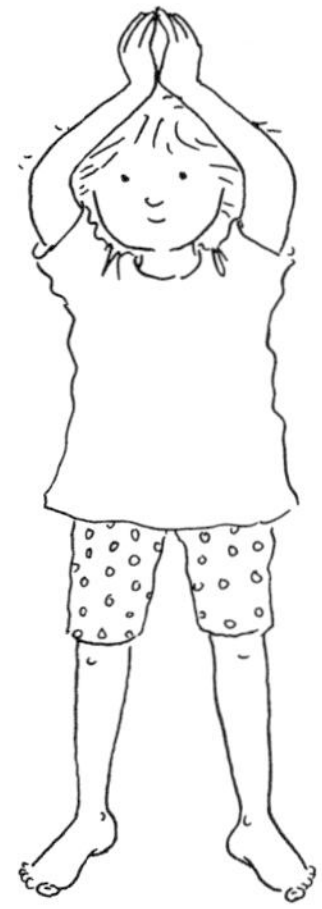
Der Frosch ist grün und quakt so schön. Er streckt sich aus, dass wir ihn sehen.	*Handflächen über dem Kopf aneinanderlegen, Fersen aneinanderstellen, Knie beugen und die Fersen heben. So in die Hocke kommen, Knie weisen zu den Seiten.* 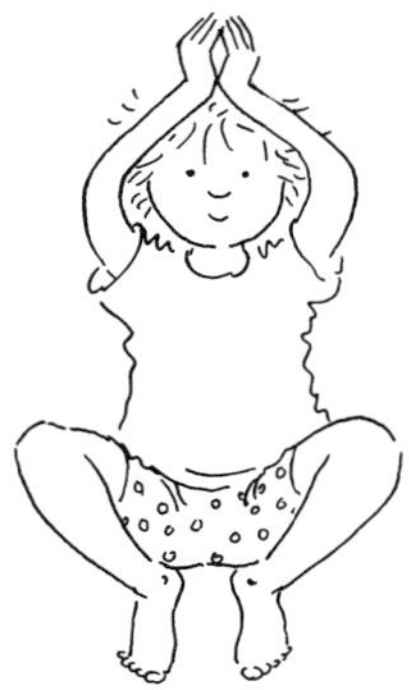
Der Vogel hört das Froschgeschrei, hoch durch die Luft eilt er herbei.	*Arme in Schulterhöhe nach vorn strecken. Handflächen aneinanderlegen, in den Zehenstand kommen und gleichzeitig die Arme zu den Seiten öffnen, wieder auf den Fußsohlen ankommen und die Handflächen aneinanderführen.* 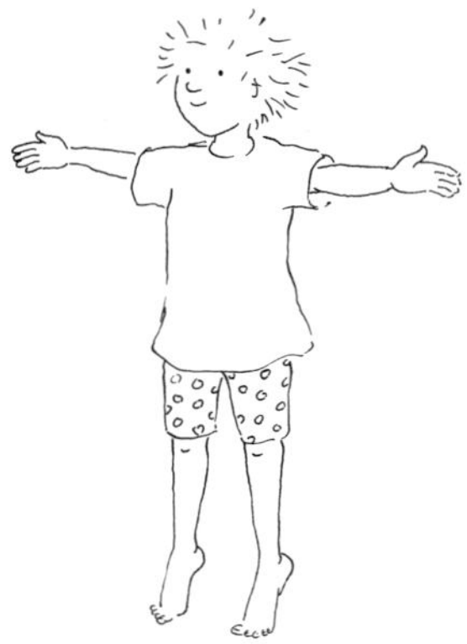

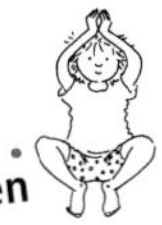

Text	**Bewegungen**
Der Kleine flattert auch noch an und singt so schön, wie er nur kann.	*Hände auf die Schultern legen und mit den Schultern kreisen.* 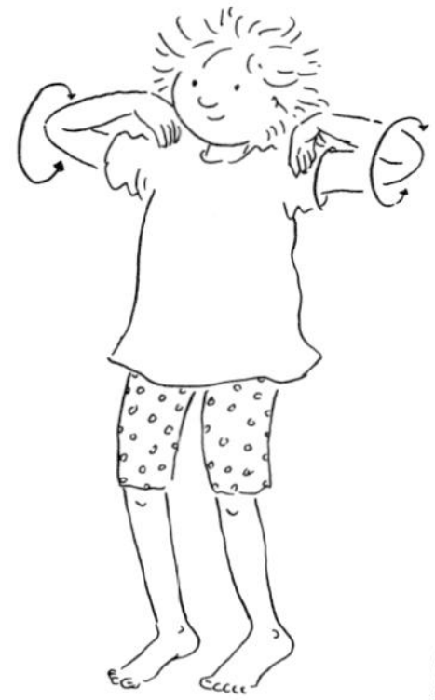
Der starke Baum hört ruhig zu, die Blätter fragen, was machst du?	*Das Gewicht des Körpers auf einen Fuß verlagern, die andere Fußsohle seitlich an das Standbein stellen, Arme seitlich heben, Handflächen über dem Kopf aneinanderlegen.* 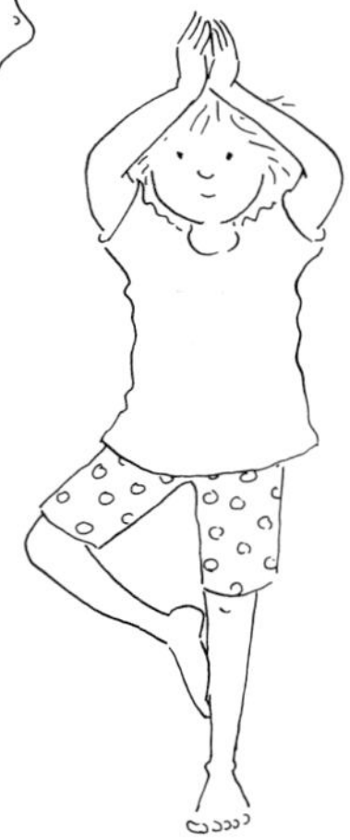
Ich fahre mit der Eisenbahn und schaue mir was anderes an.	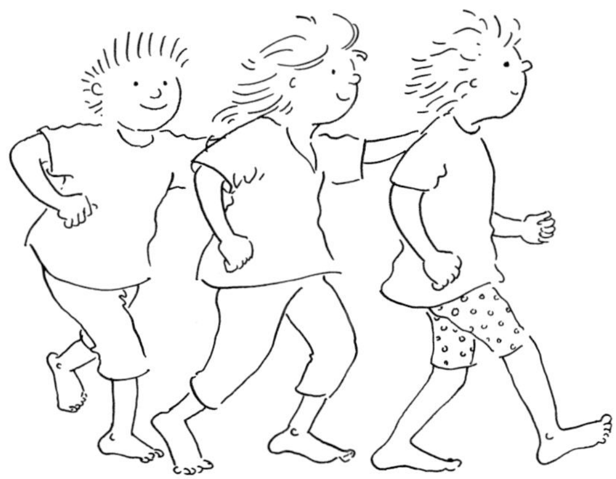

9. Yoga in Geschichten

Die Kinder hören die Geschichte und nehmen entsprechende Positionen ein. Die Yoga-Stellungen müssen den Kindern bereits vertraut sein. Sie können durch die bereits vorgestellten Spiele eingeführt und eingeübt werden.
Je nach Stimmung kann die Geschichte mit der letzten Position enden, oder die Kinder können die Geschichte in einer kleinen Traumreise noch einmal nacherleben und auf eigene Weise weiterführen.

In anschließenden Gesprächen lasse ich die Kinder ihre Traumerlebnisse austauschen und stelle es ihnen frei, zu erzählen, was sie im Traum erlebt haben. Ein Ball oder ein besonderer Gegenstand, den das erzählende Kind halten darf, wirkt motivierend.

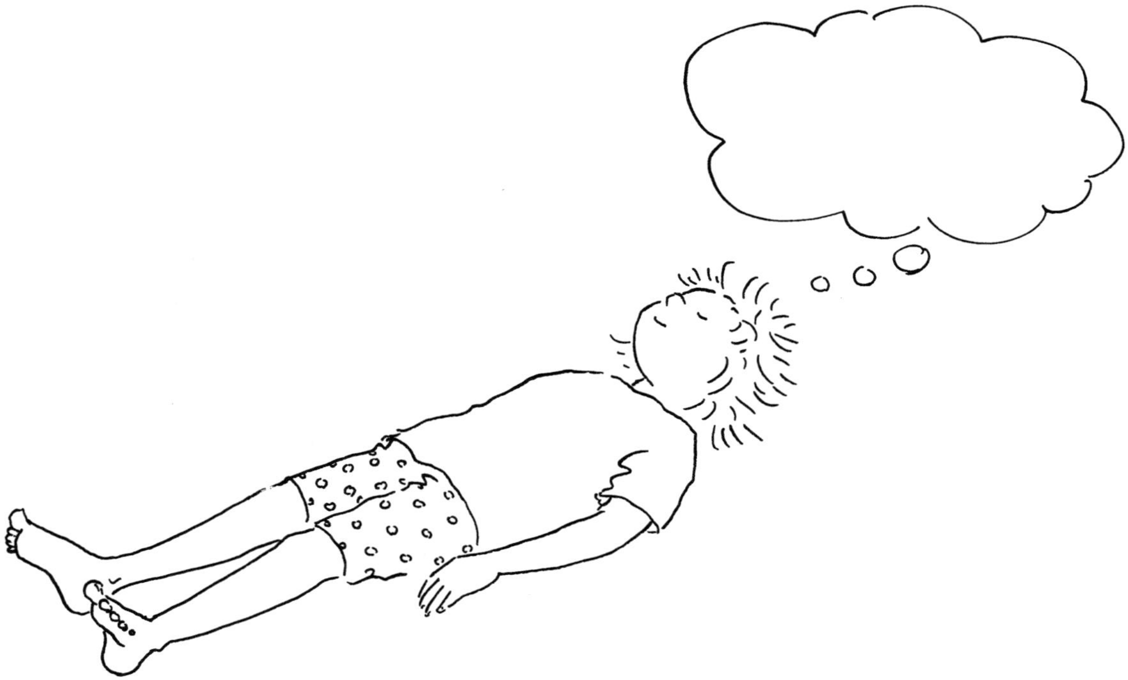

Die kleine Katze

Text	Bewegungen
Die kleine Katze	*Das Gesäß ruht auf den Fersen, die Stirn am Boden.* 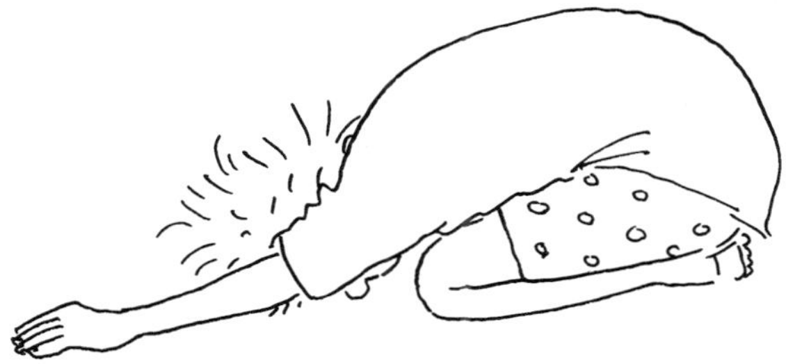
Die kleine Katze schläft. Als sie erwacht, streckt sie ihre Vorderpfoten aus und hebt den Kopf. Sie schaut nach links und nach rechts, streckt die rechte Vorderpfote aus und dann die linke.	*Gleite mit den Armen nach vorn, bis sie gestreckt sind, und dehne den Nacken in die Länge, sodass sich der Kopf hebt, der Blick aber zum Boden gerichtet ist. Strecke abwechselnd die Arme in Verlängerung des Oberkörpers nach vorn aus. Die Fingerkuppen der nicht ausgestreckten Hand können am Boden neben dem Knie abgestützt werden.* 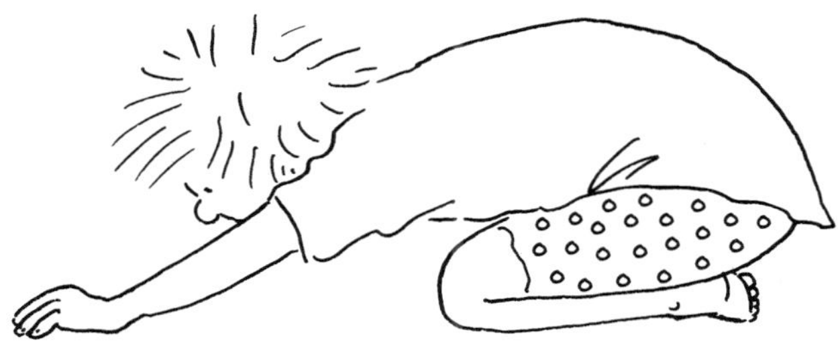

Text	Bewegungen
Die Katze macht die Tiger-Übung. Sie streckt sich hoch.	*Hebe dein Gesäß, bis die Oberschenkel senkrecht zum Boden stehen. Dabei gleitest du mit den Armen noch etwas nach vorn und senkst dein Brustbein in Bodenrichtung.* 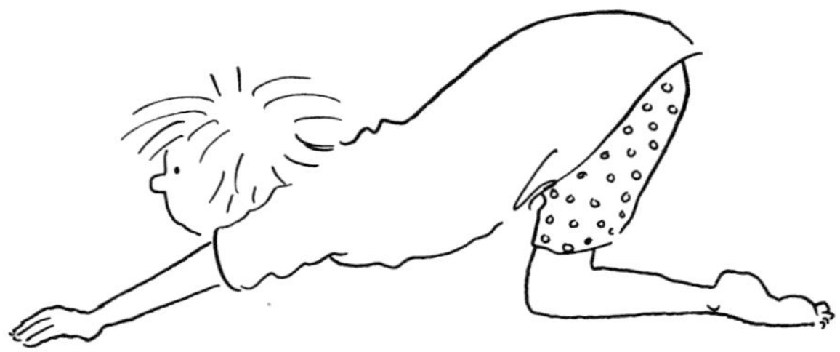
Nun stellt sie sich auf ihre vier Beine und streckt sich in die Länge.	*Komme in den Vierfüßlerstand, sodass die Hände unter den Schultern und die Knie unter den Hüftgelenken sind.* 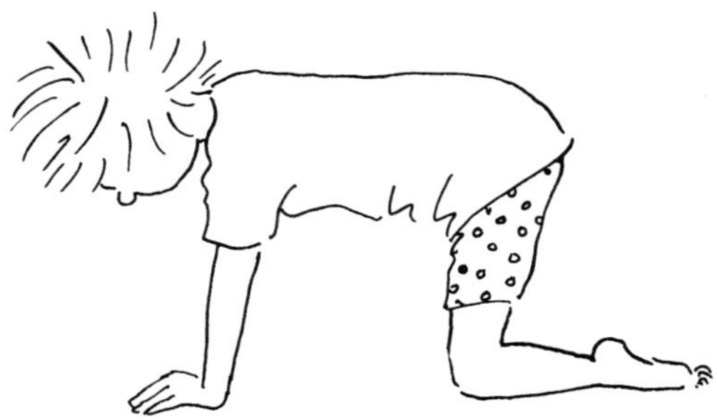 *Mache diese Übung einige Male und sprich dabei: „Der Ti-Ta-Tiger streckt sich immer wieder …“*

Text	**Bewegungen**
Sie hebt die linke Vorderpfote und das rechte Hinterbein so hoch, dass sie mit dem Oberkörper waagerecht zum Boden gerichtet sind. Dann steht sie wieder auf ihren vier Beinen und hebt die rechte Vorderpfote und das linke Hinterbein auf eine diagonale Linie, die waagerecht zum Boden ist.	*Diese Übung machst du einige Male in Verbindung mit deinem Atem. Wenn du einatmest, streckst du Arm und Bein, und wenn du ausatmest, kommst du in den Vierfüßlerstand.* 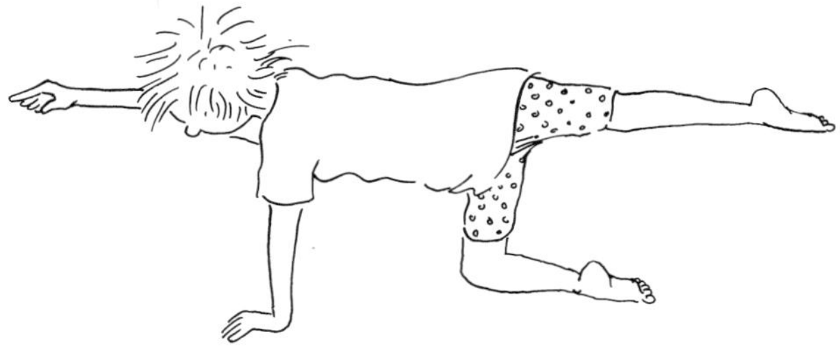
Sie hat Durst und läuft zu ihrer Milchschale, schleckt ihre Milch auf und legt sich gemütlich an einen schönen, warmen Platz.	*Aus dem Vierfüßlerstand bringst du dein Gesäß an die Fersen, deine Stirn schwebt knapp über dem Boden, die Arme sind nach vorne ausgestreckt. Nun drückst du die Ellbogen etwas zu den Seiten und bewegst die Stirn nach vorn, bis sie zwischen den Händen ankommt. Du drückst die Handflächen an den Boden und kommst wieder hoch in den Vierfüßlerstand.* 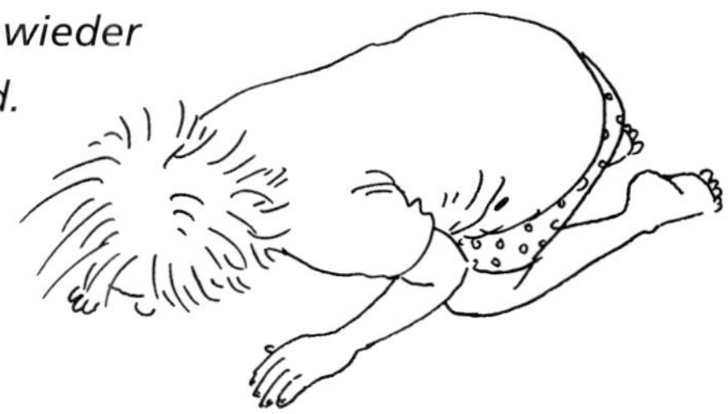
Jetzt suchst du dir einen schönen, gemütlichen Platz und träumst einen Katzentraum. Du kannst dir vorstellen, dass die Sonne warm scheint, dich wärmt, und wenn du möchtest, kannst du auf einem Sonnenstrahl verreisen, zu einem Ort, an dem du dich wohl fühlst.	

Wir bauen ein Zelt auf

Vorbereitung

Schwungtuch o.Ä. bereitlegen.

So geht es

Heute fahren wir mit der Eisenbahn ans Meer. (Ellbogen einbeugen, die angewinkelten Arme vor- und zurückbewegen, Impuls kommt aus dem Schultergelenk.)
Der Zug hält an. Wir holen unsere Rucksäcke aus der Gepäckablage (linken Arm, rechten Arm, beide Arme hochstrecken), und dann gehen wir los. Links sehen wir das Meer. Rechts von uns sind Felder und Wiesen mit bunten Blumen. Über uns ist der blaue Himmel und unter uns ein Sandweg. (Sanfte Kopfbewegungen.) Endlich sind wir am Campingplatz. Hier setzen wir uns erst einmal ins Gras und wiegen unsere müden Beine, strecken die Beine aus, ziehen den Rücken, der den schweren Rucksack getragen hat, ganz lang nach oben. Auch die Arme strecken sich weit nach oben. So lang, wie unser Oberkörper jetzt ist, strecken wir ihn vor. Die Hände fassen die Füße. Die Beine bleiben ganz ausgestreckt, der Rücken ganz lang. Die Sitzhöcker drücken an den Boden und der Scheitelpunkt zieht nach oben. Dann rollen wir den Rücken langsam an den Boden und liegen einfach so da im Gras.

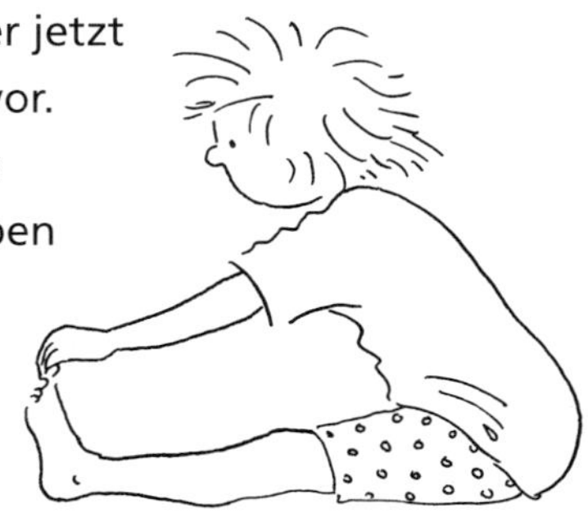

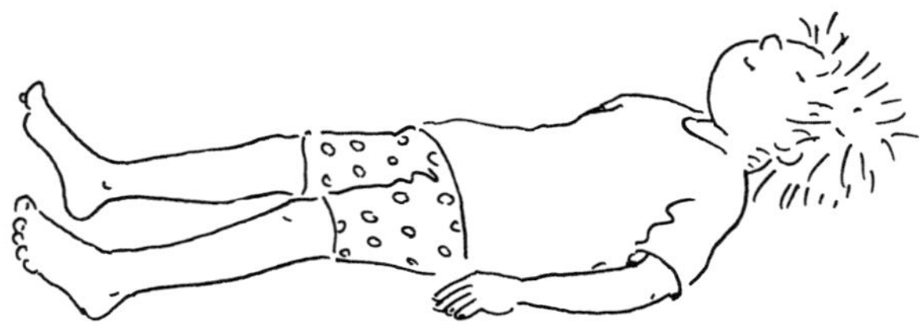

Nun müssen wir aber das Zelt aufbauen. Zuerst suchen wir einen schönen Platz aus und stellen uns vor, wie unser Zelt gleich dastehen wird. Mit unserem Körper können wir unser vorgestelltes Zelt nachahmen. Wir grätschen die Beine, die Zehen zeigen nach vorn. Wir atmen Kraft ein, und mit der Ausatmung beugen wir uns mit geradem Rücken vor. Die Fußsohlen bleiben fest am Boden. Dann winkeln wir die Ellbogen an und setzen die Hände auf den Boden in einer Linie mit den Füßen auf. Der Kopf zieht zum Boden.

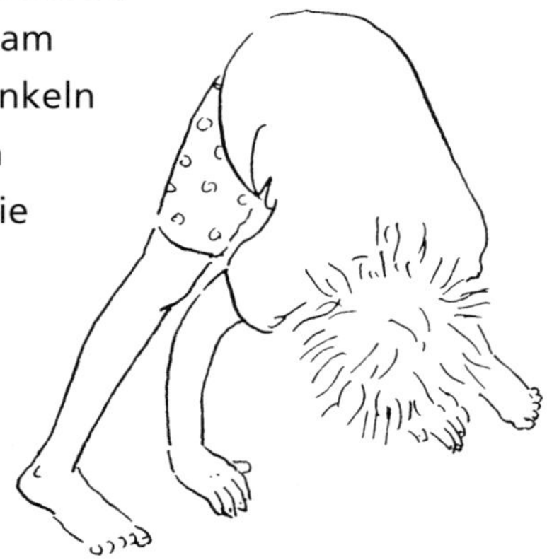

Nun sind wir fast ein richtiges Zelt. Aber wir wollen ja heute Nacht im Zelt schlafen. So stellen wir die Füße wieder nebeneinander, bleiben einen Moment in der Hockstellung, strecken dann die Beine hoch, lassen den Kopf und die Beine noch etwas baumeln und richten uns ganz langsam wieder auf. Jetzt geht es ans Zeltauspacken. (Schwungtuch ausbreiten.)
Zuerst suchen wir den richtigen Platz aus. (Schwungtuch mit einer Hand fassen und im Kreis gehen. Auf ein Signal anhalten und das Schwungtuch ablegen.)
Jetzt lockern wir das Zelt auf, da es so lange zusammengefaltet war. Wir legen uns auf den Bauch, fassen mit beiden Händen am Zeltrand an und heben es leicht vom Boden. Beine und Bauch bleiben am Boden. Wir heben das Zelt nur mit den Armen und dem Oberkörper.

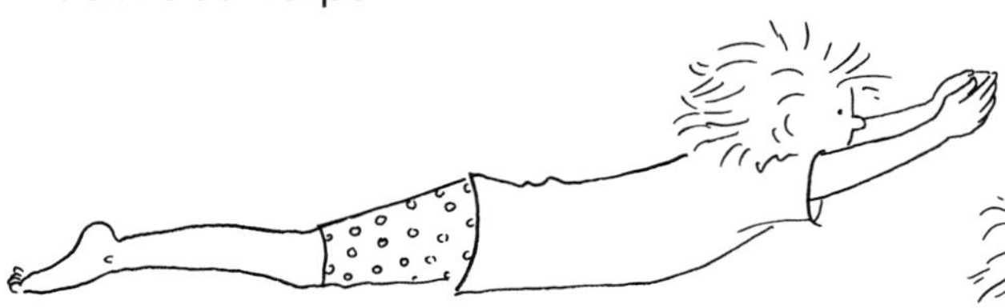

Das Gleiche machen wir dann mit den Füßen, setzen uns ins Gras, stützen die Hände hinter uns auf und heben das Zelt mit den Füßen an, so hoch es geht.

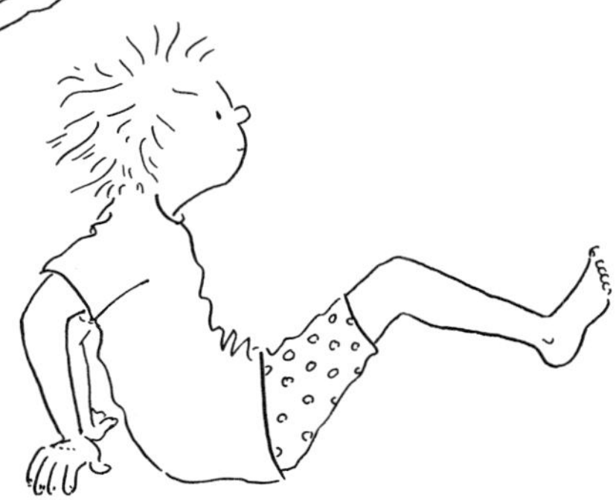

Nun schlagen wir die Heringe in den Boden (Hockstellung) und richten das Zelt auf. (Schwungtuch heben und auf ein Signal hinuntergehen.) Es ist aber heute so schönes Wetter. Der Himmel ist ganz klar, Sterne leuchten, der Mond scheint. Da haben wir keine Lust, im Zelt zu schlafen. Wir suchen uns lieber draußen einen Platz (jeder sucht sich eine bequeme Stelle aus), schließen die Augen und lassen uns von unseren Träumen wegtragen. Anschließend erzählen die Kinder ihre Träume.

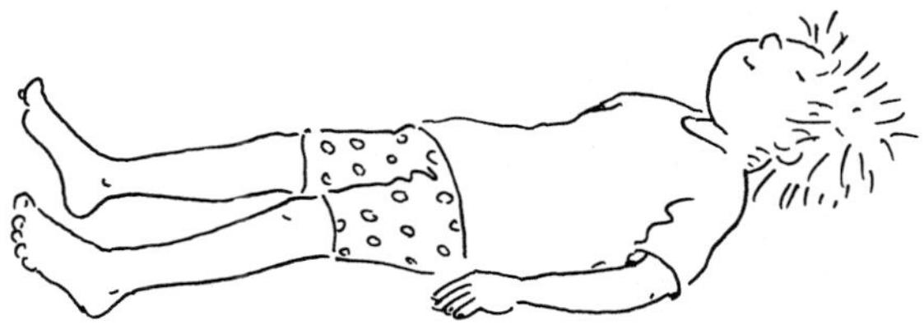

Regenspaziergang

1.–2. Es regnet, der Himmel ist grau, und trotzdem möchten wir hinaus. Wir laufen auf Zehenspitzen über den nassen Boden, strecken uns nach oben, lassen Regentropfen auf unsere Handflächen und das Gesicht fallen. Dann strecken wir den Oberkörper gerade vor und lassen den Regen auf den Rücken tropfen. Es ist ein warmer, angenehmer Regen, und so lassen wir Kopf und Arme hängen und richten uns langsam auf, die Füße drücken ganz fest an den Boden.

3.–5. Für einen Spaziergang im Regen müssen wir uns aber erst anziehen. Wir trocknen uns ab, rubbeln mit dem Handtuch den Kopf, die Schultern, die Arme und Beine trocken, ziehen unsere Regenjacken und Gummistiefel an und spazieren los. Mit dem rechten Fuß gehen wir nach vorn, die linke Ferse bleibt fest am Boden. Mit auf Schulterhöhe ausgebreiteten Armen wird der Oberkörper nach rechts gedreht, der Blick geht zur rechten Hand. Wir atmen dabei ein. Ausatmend drehen wir uns zur Mitte zurück und machen die gleiche Bewegung zur anderen Seite.

Unsere Stiefel sind ganz schwer, sodass beide Fußsohlen immer fest am Boden bleiben, wenn wir uns drehen und schauen, was um uns herum passiert bei diesem Regenwetter. Zuerst sehen wir die Leute mit ihren Regenschirmen, sie schauen alle so grimmig drein.

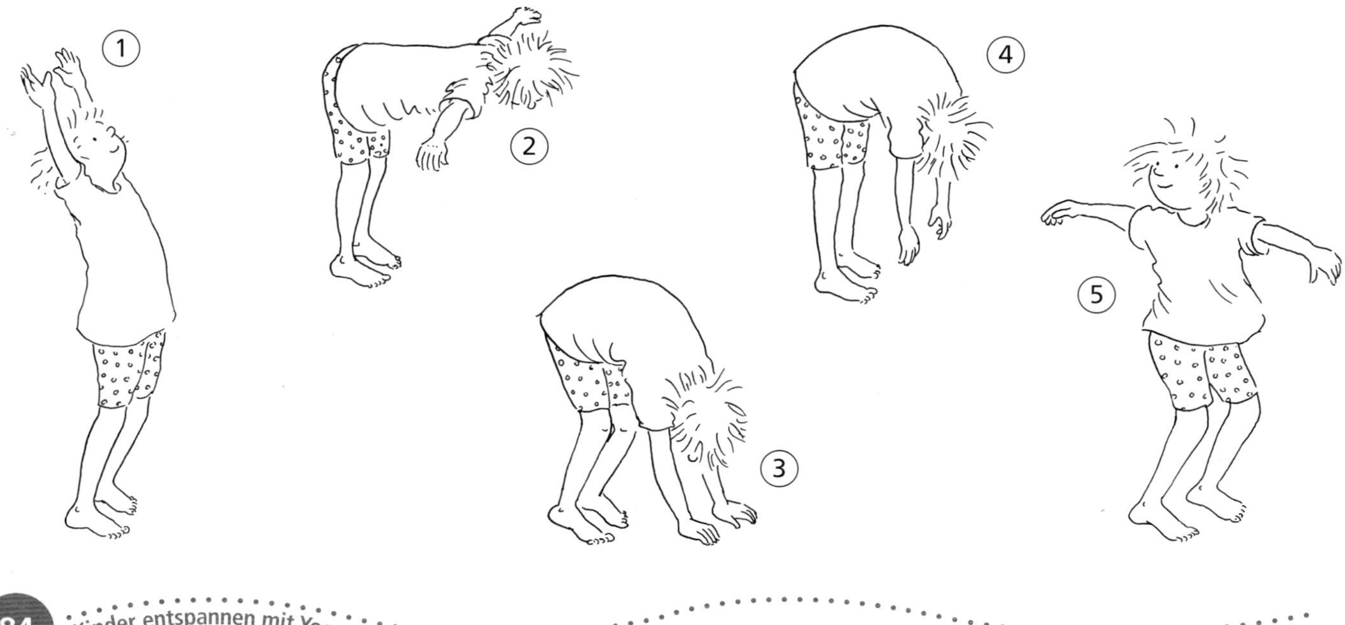

6. Auf dem Feldweg aber hüpfen die kleinen Kröten hin und her, und wir müssen Acht geben, dass wir nicht auf sie treten. Den Kröten macht das Regenwetter Spaß. Wir hüpfen auch wie die Kröten hin und her. Dabei entdecken wir einen Käfer, der auf dem Rücken liegt und alle viere von sich streckt. Schon schlüpfen wir in die Rolle des Käfers, legen uns auf den Rücken, umarmen erst unsere angewinkelten Knie und strecken dann Arme und Beine senkrecht in die Luft.

7. Zum Schluss breiten wir die Arme seitlich auf Schulterhöhe aus und lassen die angewinkelten Knie mal zur rechten, mal zur linken Seite sinken. Mit dem Kopf schauen wir immer in die entgegengesetzte Richtung.

8. Anschließend liegen wir noch einen Moment einfach still da. Die Beine sind ganz schwer und warm, auch die Arme sind warm und schwer, der ganze Körper ist warm und schwer. Zuerst hören wir noch das Rauschen des Regens, dann wird es immer stiller, ganz still …

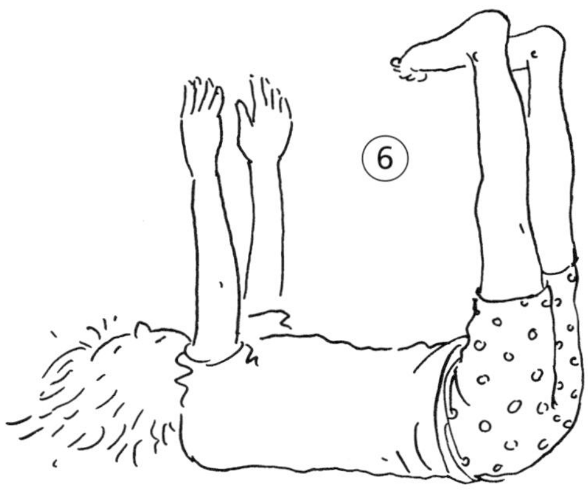

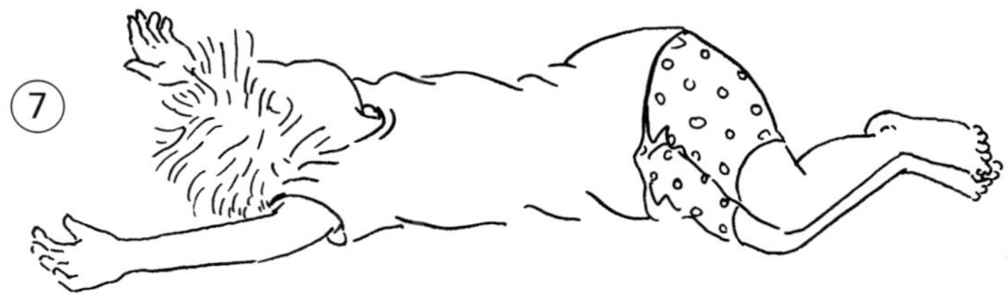

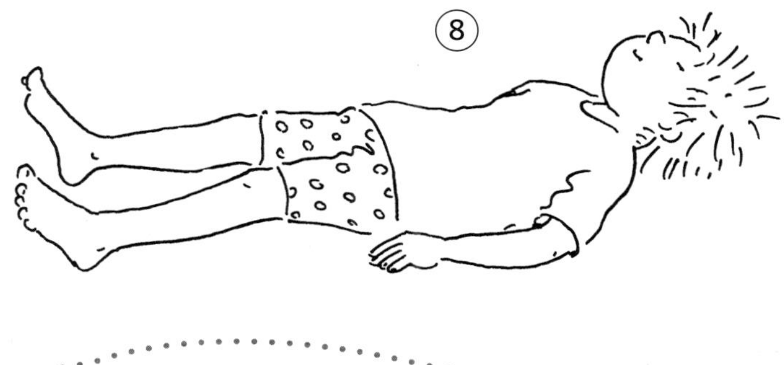

Ein abenteuerlicher Ausflug

1. Alles fing damit an, dass wir mal sehen wollten, woher der Apfel kommt, der in der Brottasche so appetitlich zugeschnitten darauf wartet, zum Frühstück gegessen zu werden. Und nun ist es so weit. Ein Ausflug (in Gedanken) zum Garten soll uns schlauer machen. Wir fahren mit der U-Bahn los. (Die Hände ruhen auf den Schultern des Vordermannes, langsames und schnelles gemeinsames Gehen.)

2. An der Gartenstraße steigen wir aus. Über die Treppe gelangen wir aus dem Bahnhof und laufen die Straße entlang. Es wird ruhiger. Die Häuser stehen nicht mehr so dicht beieinander, sind nicht mehr so hoch, werden weniger. Der Autolärm bleibt hinter uns zurück. Endlich stehen wir vor der Gartentür, öffnen sie und stehen gleich auf einer grünen Wiese. Der Boden ist weich, und wir laufen auf der Wiese hin und her, spüren den weichen Boden unter den Füßen, versuchen, mit den Zehen Gras zu pflücken und das Gras weit weg zu werfen. (Zehen krallen und entspannen.)

(1)

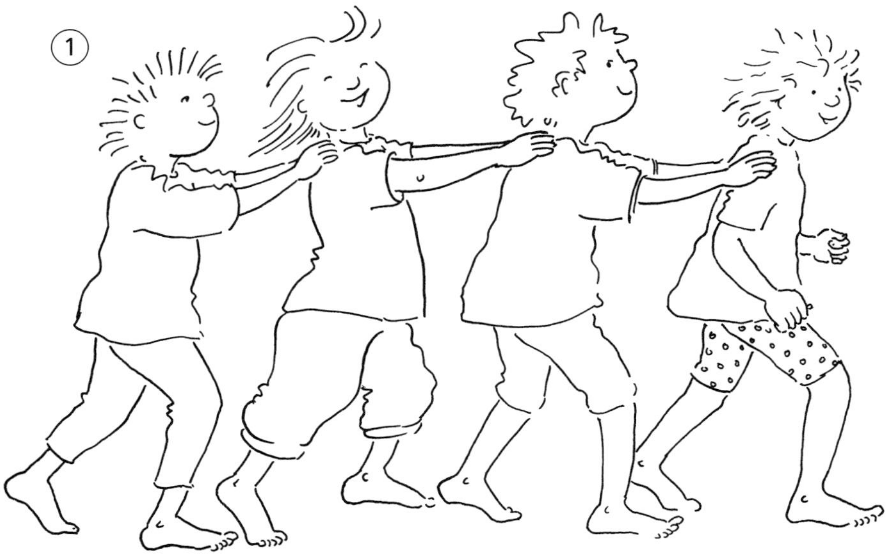

(2)

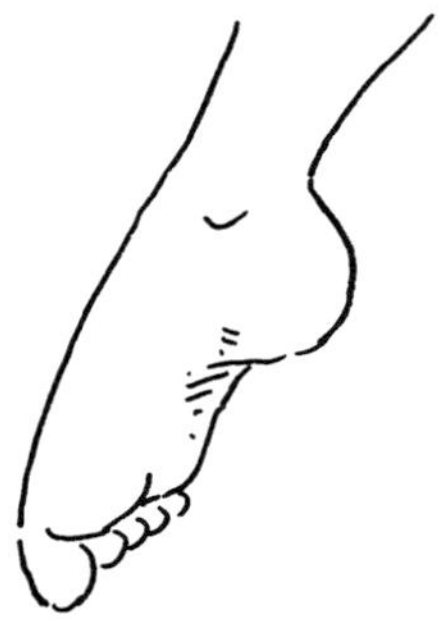

3. Dann entdecken wir ihn, den großen Baum mit dem kräftigen Stamm, den tiefen Wurzeln und der großen, weiten, schönen Krone. Während wir den Baum so betrachten, stellen wir uns vor, auch so ein Baum zu sein. Wir lassen den Füßen Wurzeln wachsen, die tief in die Erde reichen und uns mit Nahrung versorgen. Unser Körper ist aufrecht und stark wie der Baumstamm, und über unserem Kopf lassen wir eine schöne Krone wachsen, mit Ästen, Zweigen und Blättern, die sich nach oben öffnen, dem Licht entgegenstrecken.

4. Wir lösen uns von der Vorstellung, selbst ein Baum zu sein, und schauen uns den Baum wieder an. Da entdecken wir ihn: den Apfel. Rot und gelb leuchtet er uns entgegen. Natürlich wollen wir ihn haben, doch er hängt etwas zu hoch. (Die linke Hand streckt sich weit nach oben, der rechte Fuß drückt fest an den Boden und umgekehrt.) Dann stellen wir uns auf die Zehenspitzen. Zuerst versuchen wir es wieder mit der linken Hand und dann mit der rechten.

③

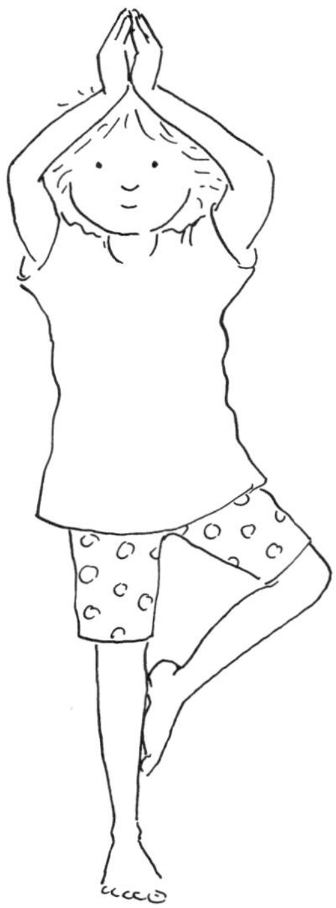

④

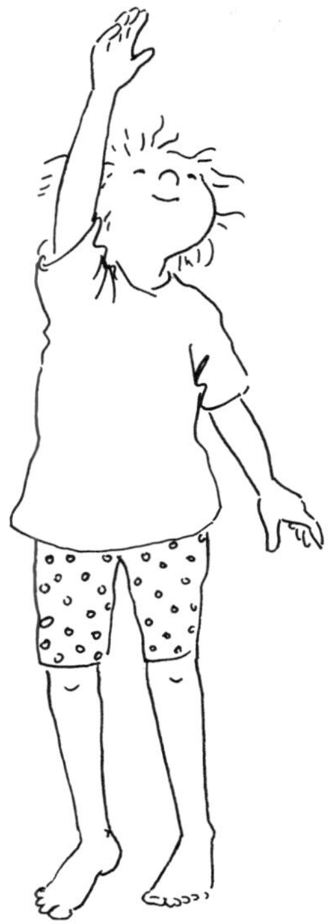

5. Endlich haben wir es geschafft. Mit dem Apfel in der Hand setzen wir uns ins Gras und essen ihn genüsslich auf. Um uns herum liegen einige Blätter, die der Baum abgeworfen hat. Sie sind eingerollt und schon leicht vertrocknet. Wir rollen uns ein wie das Blatt. Da wir aber kein Blatt sind, sondern es nur spielen, rollen wir uns wieder auseinander, so wie das Blatt war, als es noch am Baum hing.

6. Es macht Spaß, mal zusammengerolltes, mal ganz offenes Blatt zu sein. Aber jetzt bleiben wir zusammengerollt liegen wie die Blätter um uns herum, spüren, dass die Sonne uns auf den Rücken scheint, uns warm macht.

7. Ein kleines Kaninchen beobachtet uns aus dem Gebüsch. Wir gehen auch in die Kaninchenstellung, da verliert es das Interesse an uns und hüpft davon.

6

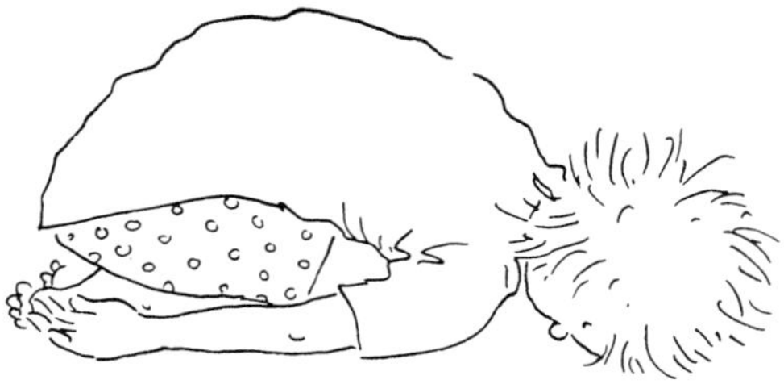

5

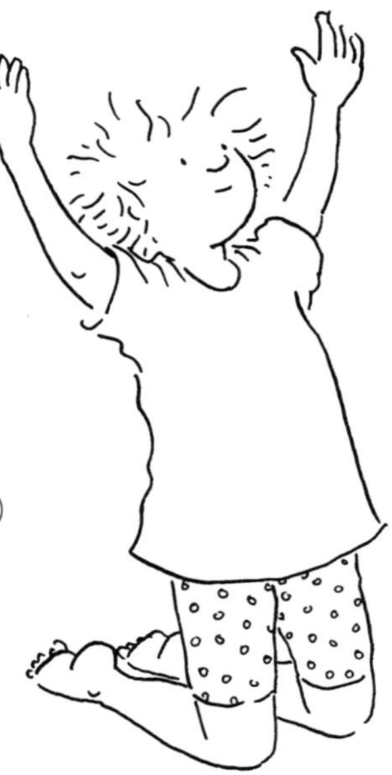

7

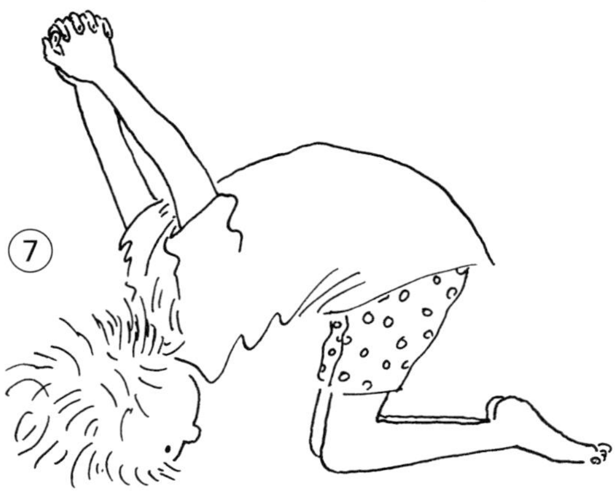

8. Wir legen uns ins Gras, lassen uns die Sonne jetzt auf den Bauch scheinen. Der Bauch wird warm, und wir fühlen uns wohl. Weiße Wolken ziehen am Himmel vorbei, und eine kommt zu uns herunter, hüllt uns ein, hebt uns hoch, nimmt uns mit.

9. Es ist ein schönes Gefühl, mit der weichen, weißen Wolke davonzufliegen. Sie steigt höher und bringt uns weit weg.

⑧

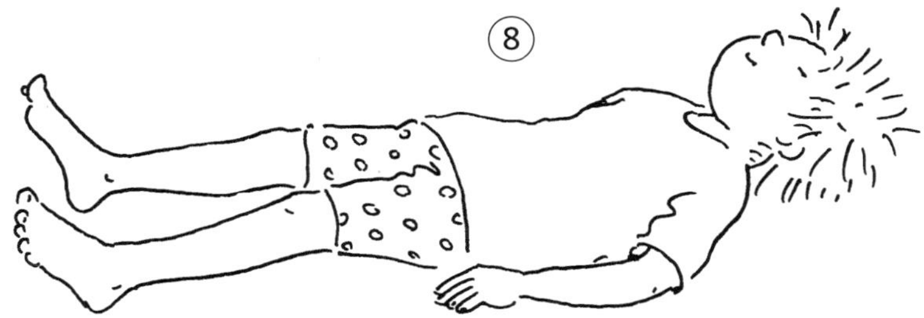

⑨

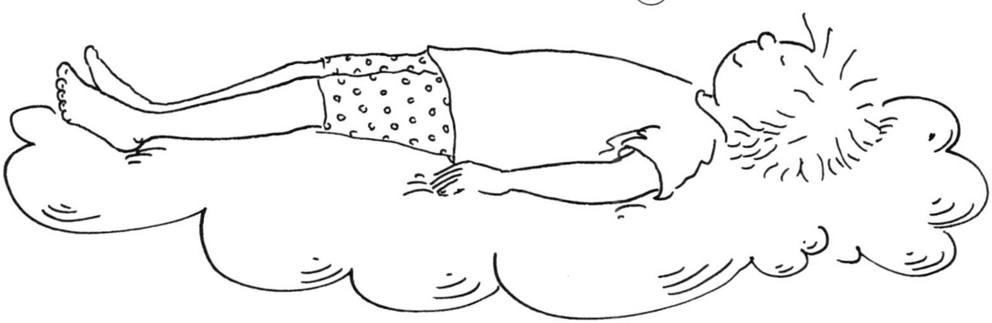

10. Nach einer Weile senkt sie sich wieder, ganz langsam legt sie uns ab und schwebt weiter. Wir spüren warmen Sand unter uns. Mit dem Kopf rollen wir eine Kuhle in den Sand. Der Kopf rollt nach links und rechts. Dann bleibt der Kopf wieder in der Mitte liegen, und wir rollen mit den Füßen und Beinen nach innen und außen. Die Füße und Beine kommen zur Ruhe, und unsere Hände und Arme rollen nach innen und außen.

11. Nun öffnen wir die Augen und sehen den Sand, überall Sand. Wüste umgibt uns, kein Baum, kein Strauch, aber ein Kamel kommt auf uns zu. Wir schauen es an und richten uns auf in die Kamelstellung. Aus dem Fersensitz drücken wir die Handflächen hinter uns an den Boden, sodass die Finger die Zehen berühren. Wir dehnen die Schultern weit von den Ohren weg und lassen den Nacken in die Länge wachsen. Die untere Bauchdecke ziehen wir leicht nach innen und legen dann langsam die Unterarme an den Boden. Unser Brustkorb öffnet sich nach oben und wird weit. Wir denken an die endlose Wüste.

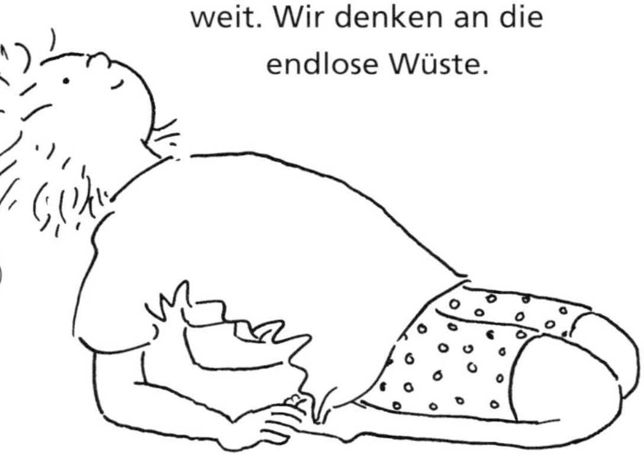
(11)

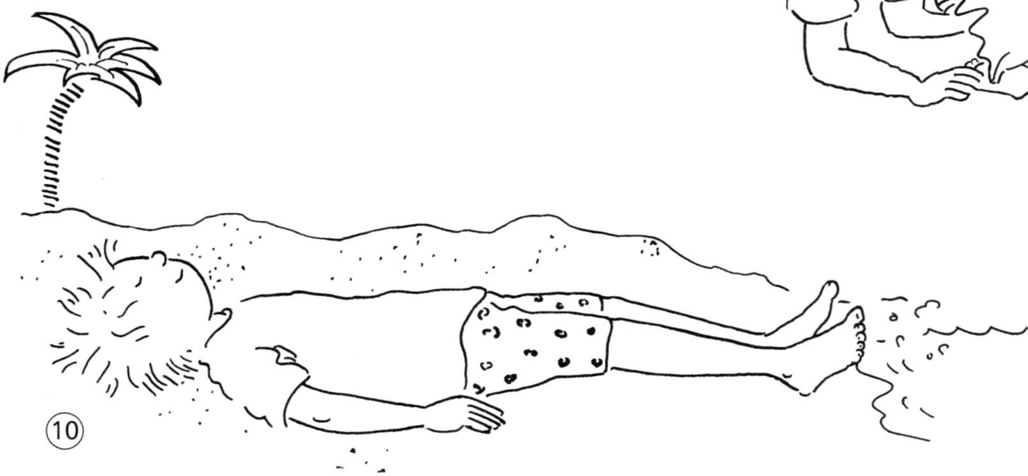
(10)

12. Doch dann möchten wir wieder nach Hause, rollen uns zusammen wie das Blatt und wünschen uns die weiße Wolke herbei. Sie kommt angeschwebt, hüllt uns wieder ein, nimmt uns mit, schwebt mit uns in hohen Lüften davon. Sie trägt jeden dahin, wo er jetzt am liebsten sein möchte. Nach einer Weile bringt sie uns wieder auf die grüne Wiese im Garten, und wir erzählen uns gegenseitig unsere „Erlebnisse". Wo hatte uns die Wolke hingetragen? Dann machen wir uns auf den Heimweg, gehen zur U-Bahn. Der Boden ist wieder härter unter den Füßen, mehr Häuser, mehr Autos, der Bahnhof steht vor uns. Die Treppe hinab, und schon kommt der Zug. Er bringt uns zurück in unseren Stadtteil. Hier steigen wir aus und gehen zurück zur Schule.

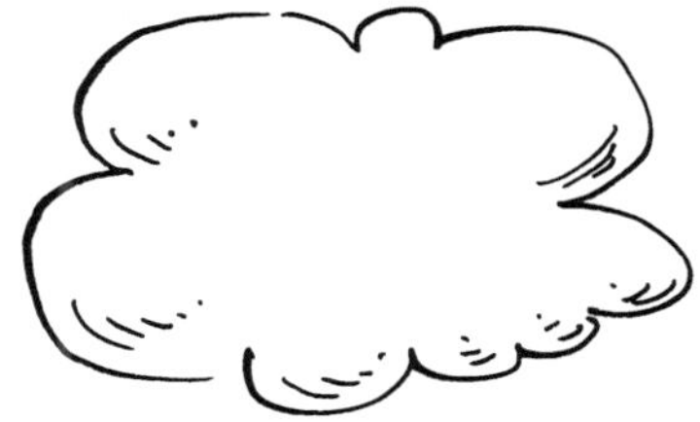

(12)

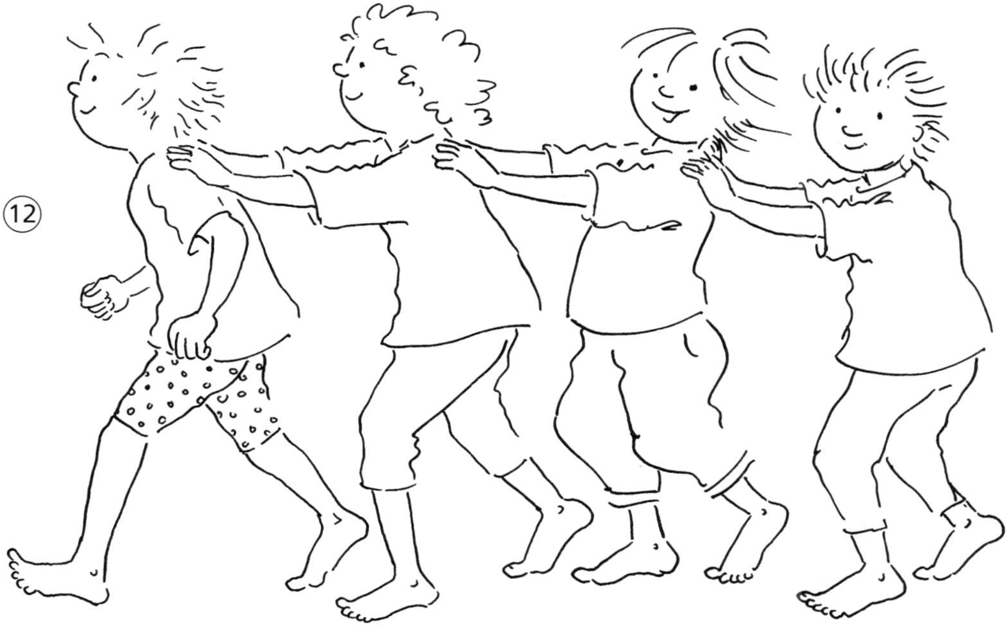

10. Bewegungsspiele mit anschließender Traumreise

Zum guten Gelingen von meditativen Übungen ist ausreichende Bewegung eine wichtige Voraussetzung. Günstig ist es, die Kinder vorher einmal über den Pausenhof laufen zu lassen oder ein Bewegungsspiel anzubieten. Es folgen 2 Beispiele: „Das Baumspiel" und „Der dicke Elefant".

Das Baumspiel

Wenn den Kindern die Haltungen der Bäume vertraut sind, können sie in Spiele eingebaut werden. Man ordnet beispielsweise jedem Baum ein Instrument zu, und die Kinder stellen die entsprechende Stellung dar. (Handtrommel: Buche; Schellenkranz: Tanne; Klanghölzer: Palme.) Grundstellung aller Bäume ist *Baum – Tadasana.*

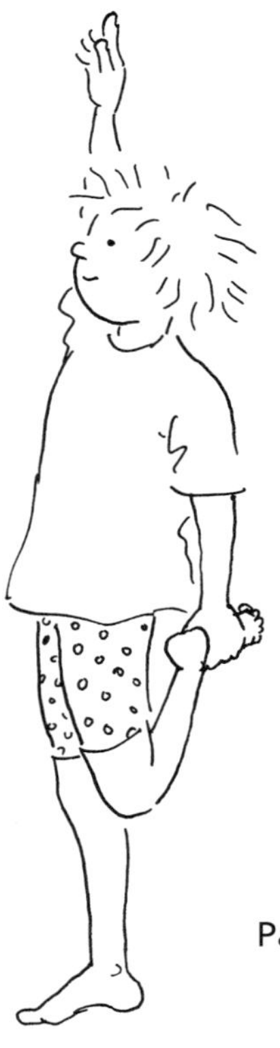

Palme

Buche

Stell dir vor, du bist eine Buche, und von deinem linken Fuß aus wachsen Wurzeln tief in die Erde. Hebe langsam den rechten Fuß, und dehne das rechte Bein gestreckt nach hinten, bis die Fußspitze etwa 30 cm hinter der Ferse des linken Fußes über dem Boden schwebt. Hebe den linken Arm nach oben, und bringe ihn in die diagonale Verlängerung des rechten Beines. Mache die gleiche Übung auf dem rechten Bein.

Tanne, S. 43

Palme, S. 37

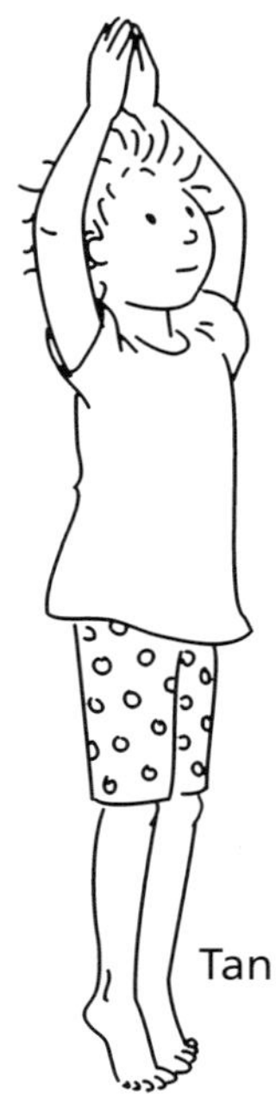

Tanne

Baumgeschichte

Beispiel einer Geschichte von Buche, Tanne und Palme. Jedes Mal, wenn der Name eines Baumes genannt wird, gehen die Kinder in die entsprechende Haltung.
Bei entsprechenden räumlichen Bedingungen können sich die Kinder auf ein Kissen oder eine Decke legen und in ihrer Vorstellung eine entspannende Reise antreten.

Nach einem langen Spaziergang ruhen wir uns im Schatten der alten Buche aus. Wir sitzen bequem im Gras, öffnen unseren Rucksack und essen und trinken, was wir uns mitgenommen haben.
Nachdem wir uns gut erholt haben, wandern wir weiter durch den Wald. Die Vögel singen. Hinter der Tanne schaut ein kleiner Hase hervor. Er schnuppert an den Tannennadeln und am Boden. Wir laufen noch eine Weile und legen uns dann ins weiche Moos, schauen hoch zum Himmel und träumen vom Meer und von Palmen, die uns Schatten spenden. Ein leichter Wind weht durch die Palmenblätter, und hoch oben entdecken wir eine Kokosnuss. Ein kleiner Affe klettert flink hinauf und wirft uns die Nuss herunter.
Als wir so überlegen, wie wir die Nuss öffnen können, wird uns klar, dass ja alles nur ein Traum ist und wir satt vom Picknick im Tannenwald auf weichem Moos liegen. Ein ganz besonderer Duft liegt in der Luft. Wir entdecken ein kleines Reh, dass uns mit großen Augen anschaut und sich dann hinter einer Tanne versteckt. Auf dem Heimweg machen wir wieder Rast an der großen Buche, legen uns ins Gras und schauen in die Wolken.
Schau jetzt in Gedanken den weichen, weißen Wolken nach, die am Himmel vorüberziehen. Wolken tauchen auf und verschwinden wieder. Leicht und weich schweben sie ganz ruhig vorbei. Sie kommen und gehen, wie auch dein Atem kommt und geht. Du atmest immer ruhiger und fühlst dich bald so weich und leicht wie die Wolken. Immer mehr kannst du dir vorstellen, mit den Wolken am Himmel entlang zu treiben, irgendwohin … Stell dir jetzt einen Platz vor, an dem du sein möchtest, zu dem du mit den Wolken fliegen möchtest. Lass es einen Platz sein, an dem alles so ist, wie du es dir wünschst.

Kleine Pause

Stell dir vor, dass du als weiche, weiße Wolke nun zu diesem Platz schwebst und dich dort niederlässt.

Kleine Pause

Stell dir diesen Platz genau vor, wie es hier aussieht, wie es riecht, was du fühlst, hörst, …

Kleine Pause

Langsam verabschiede dich wieder von diesem Platz, schwebe als weiche, weiße Wolke zurück zur Buche und von dort zurück ins Klassenzimmer. Spüre, wie du auf deiner Decke liegst, beginne dich langsam zu bewegen, zu strecken, und gähne dich wach.

Der dicke Elefant

In einem fernen, weiten Land,
stampf, stampf, stampf,
lebte ein dicker Elefant,
mampf, mampf, mampf.
Stieg ins Wasser, mit viel Spaß,
stampf, stampf, stampf,
und tummelt sich im kühlen Nass,
patsch, patsch, patsch.

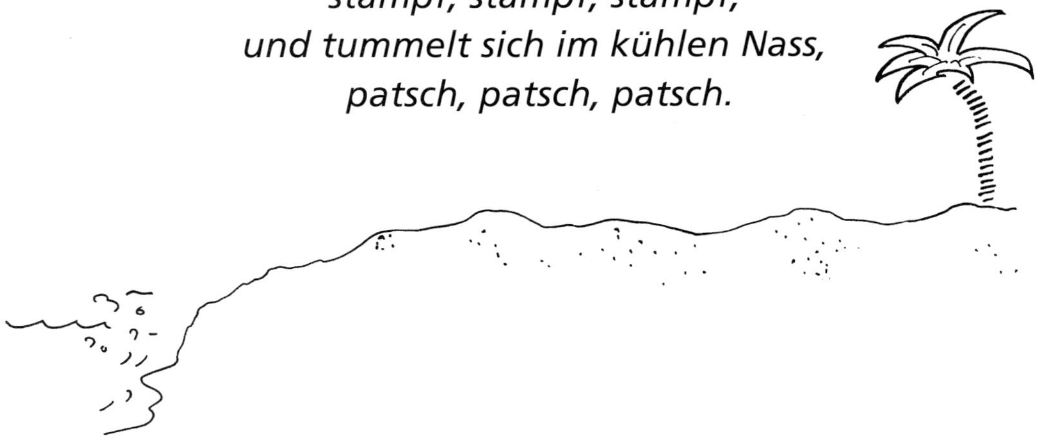

Das Sprechen wird an dieser Stelle mit Bewegungen begleitet.
Die Arme werden seitlich ausgebreitet, um das weite Land zu zeigen.
Rechter Daumen und Zeigefinger halten die Nase, der linke Arm wird in die so entstandene Armschlaufe des rechten Arms gelegt, um den Rüssel anzudeuten. Die Bewegung des linken Armes steht für das „Mampfen" des Elefanten.
Die Füße stampfen fest auf den Boden, so steigt der Elefant ins Wasser.

Bei
„stampf, stampf, stampf"
mit den Füßen auf den Boden stapfen,

bei
„mampf, mampf, mampf"
den mit dem Arm dargestellten Rüssel auf und ab bewegen und

schließlich bei
„patsch, patsch, patsch"
Füße und den Arm (Rüssel) bewegen.

Traumreise zu „Der dicke Elefant"

Bewegungsphase geht in eine Ruhephase über.

Elefantentraum

Der Elefant legt sich schlafen. Schon bald träumt er, dass ihm Flügel wachsen. Das sind die Flügel der Fantasie. Sie tragen ihn fort. Er fliegt hoch durch die Luft, ganz weit …

Kurze Pause

Als er tief unter sich eine kleine Stadt erkennt, beschließt er, dort zu landen. Schon steht er auf einem großen Marktplatz. Hier duftet es nach guten Gewürzen, Obst und Gemüse.

Kurze Pause

Auch du stehst auf diesem Marktplatz, fühlst dich fremd und allein. Das bemerkt der Elefant und kommt auf dich zu, schaut dich an und fragt: „Warum siehst du so traurig aus?"
„Ich kenne hier niemanden, alles ist mir fremd", antwortest du.
Da umarmt dich der Elefant mit seinem Rüssel, hebt dich hoch und setzt dich auf seinen Rücken. Das ist ein schönes Gefühl.
Du fühlst dich plötzlich groß, stark und ganz sicher auf dem Elefantenrücken.

Das rege Treiben auf dem Marktplatz schaust du dir von oben an. Langsam, ganz langsam schreitet der Elefant über den Platz … und dann zum Stadttor hinaus. Es wird ruhiger, und als der Stadtlärm verstummt ist, breitet der Elefant seine Flügel aus und fliegt mit dir durch die Luft. Du fühlst dich leicht, ein sanfter Wind weht durch deine Haare, dein Gesicht und streichelt deinen ganzen Körper.
Der Elefant fragt dich, wohin du jetzt am liebsten möchtest. Du überlegst einen Moment, und dann flüsterst du ihm deinen Wunsch ins Ohr. Der Elefant bringt dich zu deinem Wunschort, und du fühlst dich wohl …

Lange Pause

Stelle dir diesen Wunschort genau vor:
Wie riecht es? Wie sieht es hier aus? Was hörst du? Wie fühlst du dich? …
Nun umarmt dich der Elefant wieder mit seinem Rüssel, setzt dich auf seinen Rücken und fliegt mit dir zurück.
Erzähle, was du erlebt hast.

11. Meditative Spiele

Ich höre was, was du nicht hörst

Vorbereitung
Klangschale oder Triangel und einen kleinen, besonderen Ball oder einen anderen Gegenstand, den die Kinder gerne in den Händen halten, bereitlegen.

Lernziel
Das Spiel sensibilisiert die Kinder für Stille und fördert Sammlung und Konzentration. Gut geeignet vor Zuhörphasen.

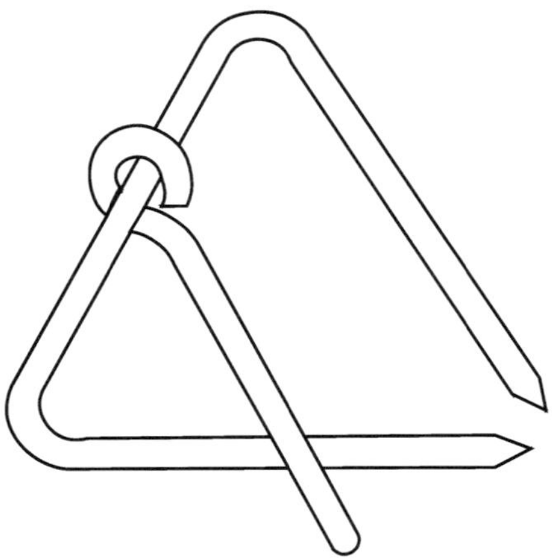

So geht es
Die Kinder streichen sich die Ohren aus, umkreisen sie mit den Zeigefingern, ziehen leicht die Ohrläppchen in die Länge und fühlen ihre Ohren. Dann lauschen sie dem Klang einer Triangel oder Klangschale. Sie finden mit geschlossenen Augen ihre Ohren, lassen dann, wenn der Klang verstummt ist, die Hände auf den Knien ruhen und horchen, was im Raum zu hören ist, obwohl sie selbst ganz still sind. Der Ton der Klangschale beendet die Übung, und mit dem „Erzählball" werden gehörte Geräusche ausgetauscht.

Traumsteine

Vorbereitung

Dose mit Halbedelsteinen und blaues Tuch bereitlegen.
Jeder sucht sich zwei Steine (Glas- oder Halbedelsteine) aus einer Dose, legt sie in die Hand, befühlt sie, schaut sie wieder an, befühlt sie mit der anderen Hand.

Lernziel

Die stille Übung schult die Geschicklichkeit und den Gleichgewichtssinn. Das ruhige Miteinander fördert sensibleres Wahrnehmen, und durch das schweigende Anordnen und Verändern entsteht eine gemeinsame Aktion, die etwas Schönes entstehen lässt. Die Kinder lernen hierbei, sich ohne Sprache auszudrücken und zu akzeptieren, ein wichtiger Prozess im Sozialverhalten.

So geht es

Eine blaue Decke liegt in der Mitte als Traumhimmel. Die Steine liegen nun auf der Handinnenfläche, die geöffnet ist, und wir lassen die Traumsteine über den Traumhimmel schweben. Die Hände mal auf, mal ab, mal hin- und herbewegen, ohne dass die Steine fallen. Dann ruhen sie wieder in den Handinnenflächen. Wir sammeln Kraft für eine schwierigere Übung. Die Steine liegen auf den Handrücken, und wer sich sicher fühlt, lässt sie nun auf den Handrücken über den Traumhimmel schweben, auf und ab, hin und her, vielleicht auch im Kreis. Unsere Hand ist ganz sicher und bewegt den Traumstein über den Himmel der Träume. Dann lassen wir den Stein wieder in unserer Hand ruhen und schauen auf den Traumhimmel. Jeder sucht sich für seine Traumsteine einen Platz aus, und einer nach dem anderen legt seine Steine an die ausgesuchten Plätze. Wir schauen uns das gesamte Bild an, und wer sich noch einen neuen Platz aussuchen möchte, kann das tun. Doch es wird nicht gesprochen.
Zum Schluss nimmt jeder die Steine wieder zu sich, sucht sich einen schönen Platz im Raum zum Ruhen und legt sich die Steine auf die Augenlider.

Stummes Spiel

Vorbereitung

Klangschale, Halbedelsteine, Kiste mit Sand, CD-Player und CD mit entspannender Musik bereitlegen.

Lernziel

Konzentration, Bewusstmachen des Zahlenraumes 1–10.

So geht es

Die Kinder sitzen im Kreis. Ein Kind klatscht in die Hände. Es darf nicht geredet werden. Die Kinder zählen in Gedanken mit und zeigen schnell die vorgeklatschte Anzahl mit den Fingern an. Wer zuerst die richtige Anzahl gezeigt hat, darf beim nächsten Mal klatschen. Wer spricht, scheidet aus.

Variation I

Zahlenraum 1–10

Ich schlage die Klangschale. Die Kinder zählen stumm mit und nehmen anschließend die so vorgegebene Anzahl Steine aus einer Dose, die herumgereicht wird. Sie legen die Steine vor sich hin und legen sie anschließend leise zurück in die Dose.

Variation II

Sinnesübung

Ich schlage die Klangschale 1 Mal. Die Kinder nehmen einen Edelstein aus der Dose in die Hand, befühlen ihn, nehmen bewusst seine Form und Größe war, schauen ihn noch einmal genau an. Anschließend entsteht ein Steingarten. Eine vorher vorbereitete Kiste mit Sand steht im Kreis, und die Kinder setzen sich herum. Ohne zu sprechen, finden sie für ihren Stein den geeigneten Platz. Liegen alle Steine im Sand, können auch noch schweigend Veränderungen vorgenommen werden, so lange bis der Steingarten allen gefällt. Er kann für einige Tage im Klassenraum bleiben. Die Kinder schauen sich dieses selbstangeordnete „Bild“ immer wieder gerne an.

Variation III

Bewegungskoordination – Entspannung

Ich schlage die Klangschale 2 Mal. Die Kinder nehmen sich 2 Edelsteine aus der Dose, legen sie auf die Handflächen und wandern nach Musik durch den Raum wie indische Tänzerinnen. Die Arme sind auf Schulterhöhe angewinkelt, der Unterarm steht senkrecht zum Oberarm, die Handflächen zeigen nach oben. Dann sucht sich jeder einen Platz zum Ausruhen, legt sich auf den Rücken, schließt die Augen und legt die Edelsteine auf die Augenlider. Die Kinder nehmen die Kühle war und beobachten, was geschieht. Zum Schluss tauschen sie ihre Empfindungen aus.

Variation IV

Schulung der Vorstellungskraft – Entspannung

Wenn die Kinder mit den Edelsteinen auf den Augenlidern ruhen, kann auch eine Traumgeschichte erzählt werden.

Beispiel

Du spürst die beiden Edelsteine auf deinen Augen. Weißt du noch, wie sie aussehen? Einer von beiden möchte dir etwas sagen. Kannst du dir vorstellen, welcher das ist? Stelle ihn dir genau vor, die Farbe, Form, Größe, wie er sich anfühlt.
Plötzlich hörst du, wie dieser Stein zu dir spricht: „Ich bin ein Traumstein, und wenn du möchtest, kann ich dir einen schönen Traum schenken, willst du?
Dann stelle dir jetzt vor, wie ich wachse, immer mehr, bis ich viel größer bin als du. Dann stelle dir eine Tür vor, durch die du in mich hineingehen kannst. Wenn du mich betrittst, wirst du eine wunderschöne Zauberwelt erleben …"
Die Kinder bekommen etwas Zeit, sich diese Welt vorzustellen, und tauschen anschließend ihre Traumerlebnisse aus.

Meditation mit „Frederick“

Bilderbuchgeschichte von Leo Lionni, Middelhauve Verlag

Vorbereitung

Bilderbuch anschauen, die Geschichte besprechen und nachspielen.

Lernziel

Durch die Übung wird die Fantasie angeregt, freies Erzählen gefördert und die Vorstellungskraft geübt.

Spiel 1

Alle Kinder sitzen im Kreis und sind die Mäuse, die ihre Vorräte aufgegessen haben. Ein Kind geht in die Kreismitte und ist Frederick. Das Kind stellt sich vor, mit welchen der gesammelten Wörter es jetzt die Kinder erfreuen kann, und erzählt eine Geschichte. Die anderen Kinder lauschen mit geschlossenen Augen.

Spiel 2

Die Kinder sitzen im Kreis und sind die Mäuse, ein Kind geht in die Mitte und stellt sich vor, als Frederick jetzt die anderen Mäuse mit hellem, warmem Sonnenlicht zu wärmen. Zum Schluss tauschen die Kinder ihre Erfahrungen aus.

Spiel 3

Diesmal schickt Frederick den anderen Mäusen die Farben.

Spiel 4

Wieder sitzen alle Kinder im Kreis, und ein Kind geht als „Frederick“ in die Mitte. Das Kind in der Mitte hat sich vorher überlegt, ob es den anderen nun Sonnenstrahlen, Farben oder Wörter schicken möchte.
Es schlägt die Klangschale, und alle schließen die Augen. Das Kind in der Mitte erzählt nun eine kleine Geschichte oder konzentriert sich auf Farben oder Sonnenstrahlen.
Dann schlägt es wieder die Klangschale, und wenn der Ton verklungen ist, öffnen alle die Augen. Das Kind in der Mitte reicht den „Erzählball“ herum, und wer möchte, erzählt, wie ihm die Geschichte gefallen hat oder ob er Sonnenstrahlen oder Farben gespürt hat. Wer nichts erzählen möchte, reicht den Ball weiter.

Die Zauberblume

Vorbereitung
Bei Spaziergängen Blumen sammeln und pressen. Mit Tusche eine Wiese malen oder grünes Papier bereithalten.

Lernziel
Die Übung fördert Gemeinschaftssinn und das Sozialverhalten, bringt innere Ruhe und Konzentration.

So geht es
Wir breiten die gesammelten, gepressten Blumen auf dem Boden aus, und jeder sucht sich eine Blüte aus. Mit der Blüte in der Hand laufen die Kinder nach leiser Musik im Raum umher und stellen sich vor, wo die Blume gestanden hat, was sie alles erlebt hat, ob Bienen oder Schmetterlinge von ihrem Nektar getrunken haben, wie die Sonne die Blume gewärmt und Regen sie nass gemacht hat. Vielleicht hat der Wind sie gestreichelt und manchmal ein bisschen gezaust, sind Fliegen herangeschwirrt, hat ein Hund sie beschnüffelt oder hat ein Marienkäfer sich auf ihr ausgeruht und die Läuse abgefressen.
Dies alles und noch viel mehr können sich die Kinder vorstellen.

Nach ca. 3–5 Minuten treffen sich die Kinder in der Mitte und legen eine Zauberblume auf das vorbereitete grüne Papier. Dabei wird nicht gesprochen. Jeder legt der Reihe nach seine Blüte in die Mitte, und dann schauen sich die Kinder das entstandene Bild an. Wer noch etwas verändern möchte, verändert es, bis allen die Zauberblume gefällt.

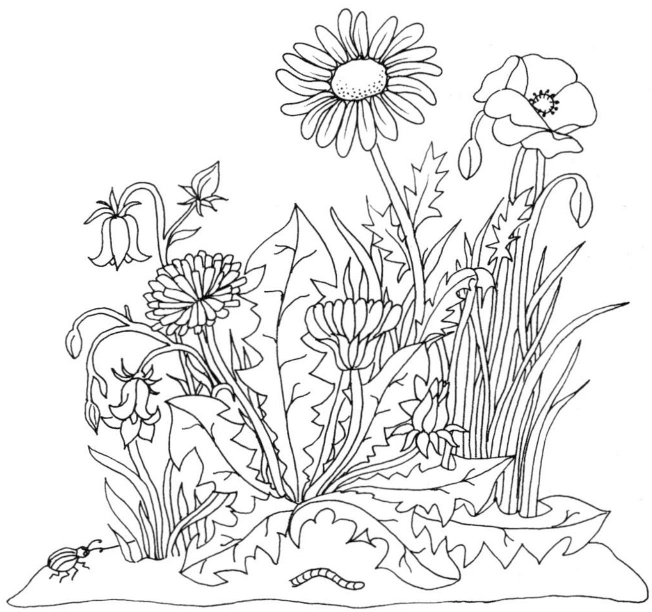

Die Tulpe

Vorbereitung

In der Blumenvase steht eine Tulpe. Wir schauen sie uns an, beobachten die Farbe, Form, atmen den Geruch ein, bis wir uns vorstellen können, auch so eine Tulpe zu sein.

Lernziel

Die Übung weckt Freude an Bewegungen nach Musik, fördert Konzentration und Achtsamkeit und verfeinert die Sinneswahrnehmung.

So geht es

In der Hockstellung mit dem Kopf auf den Knien sind wir die Tulpenzwiebel, die durch die wärmende Sonne erwacht.
Langsam wächst der Stiel. Wir stützen uns kraftvoll auf unsere Füße und wachsen in die Länge. Unsere Füße bleiben mit dem Boden verbunden, sie sind die Zwiebel, die uns nährt und trägt. Der Stiel aber durchbricht die Erde, strebt nach oben. Der Körper ist ganz aufrecht, die Arme streben nach oben, und mit den Händen formen wir jetzt die Knospe. Langsam öffnen sich die Hände zu einer wunderschönen Blüte. Unsere Hände und unser Blick sind weit nach oben geöffnet, streben der Sonne entgegen.

Dann sinken die Arme über die Weite wieder nach unten, die Tulpe verblüht und kehrt in den Boden zurück, wo sie auf den nächsten Frühling wartet. Wir ruhen uns aus, sammeln neue Kraft, um im nächsten Frühjahr wieder neu zu wachsen und zu blühen.

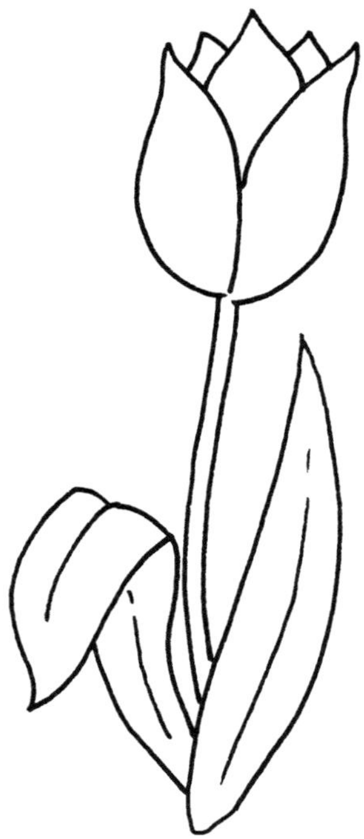

Schmetterling und Blume

Vorbereitung

Die Kinder werden in zwei Gruppen aufgeteilt, die Blumenkinder und die Schmetterlingskinder. Die Schmetterlingskinder halten in jeder Hand ein buntes Tuch. Die Blumenkinder bilden einen Kreis, die Blumenwiese, und formen mit ihren Händen Blüten. Ihre Augen sind geschlossen.

Lernziel

Diese Übung weckt Interesse an Vorgängen in der Natur, schult die Beobachtungsfähigkeit, richtet den Körper auf und fördert Konzentration und Aufmerksamkeit.

So geht es

Bei leiser Musik flattern die Schmetterlinge zur Blumenwiese und berühren mit ihren Flügeln (den Tüchern) ab und zu leicht die Blüten (Symbol für das Trinken des Nektars). Die Blumenkinder zählen leise für sich, wie oft sie berührt werden. Anschließend tauschen die Kinder die Rollen.

Variation

Die Blumenkinder sitzen aufrecht mit geschlossenen Augen im Kreis und bilden mit den Händen die Blüte. Bei leiser Musik flattern die Schmetterlinge zu einer Blume und setzen sich in der Schmetterlingsposition hinter ein Blumenkind. Die Schmetterlinge trinken Nektar, dabei schließen und öffnen sie die Flügel. Die Blumenkinder stellen sich vor, wie der Schmetterling hinter ihnen wohl aussieht. Ist die Musik verklungen, schauen sie nach, ob ihre Vorstellung richtig war.

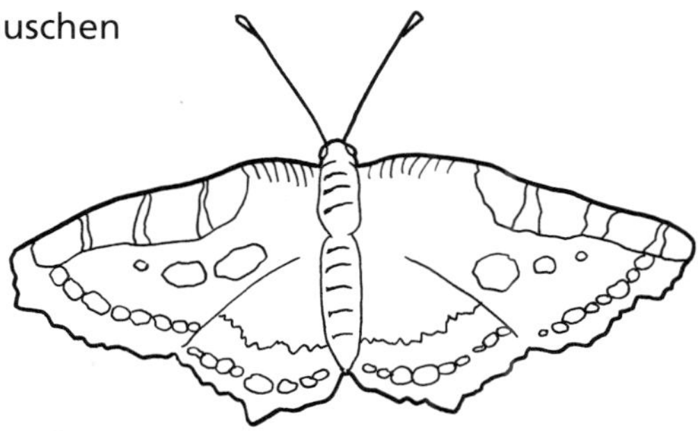

12. Fantasie- und Traumreisen

Fantasie- und Traumreisen regen die Fantasie an, entspannen den Körper, können Ängste abbauen und das Selbstvertrauen stärken. In dem Maße, in dem die Kinder in der Lage sind, sich auf die Geschichten einzulassen, lernen sie Konfliktsituationen nachzuempfinden und gedanklich Lösungsmöglichkeiten zu entwickeln. Diese Fähigkeit wirkt sich günstig auf die tägliche Bewältigung von Stress-Situationen aus. Die Kinder lernen ihre Gefühle und Empfindungen besser kennen und zu steuern. So können auch Aggressionen abgebaut werden. Fantasiegeschichten können den Kindern helfen, ihre realen Probleme kreativ zu bewältigen. In den Gesprächen nach den Geschichten wird deutlich, dass für den Grad der Entspannung die momentane Gefühlswelt des Kindes maßgebend ist.

Die Fähigkeit, sich auf Entspannung einzulassen, hängt von der Befindlichkeit des Kindes und auch der des Lehrers ab. Der Inhalt der Geschichte spielt eine zweitrangige Rolle. Für Lehrer ist es eine wichtige Erfahrung, alles zuzulassen, nicht zu urteilen, sich ganz auf die Kinder einzustellen. So lernen sie die Kinder besser kennen. Zum Schluss werden die Kinder langsam wieder in die Realität zurückgeführt. Sie können aus den Geschichten Kraft schöpfen, um in der Realität Probleme kreativ zu bewältigen.

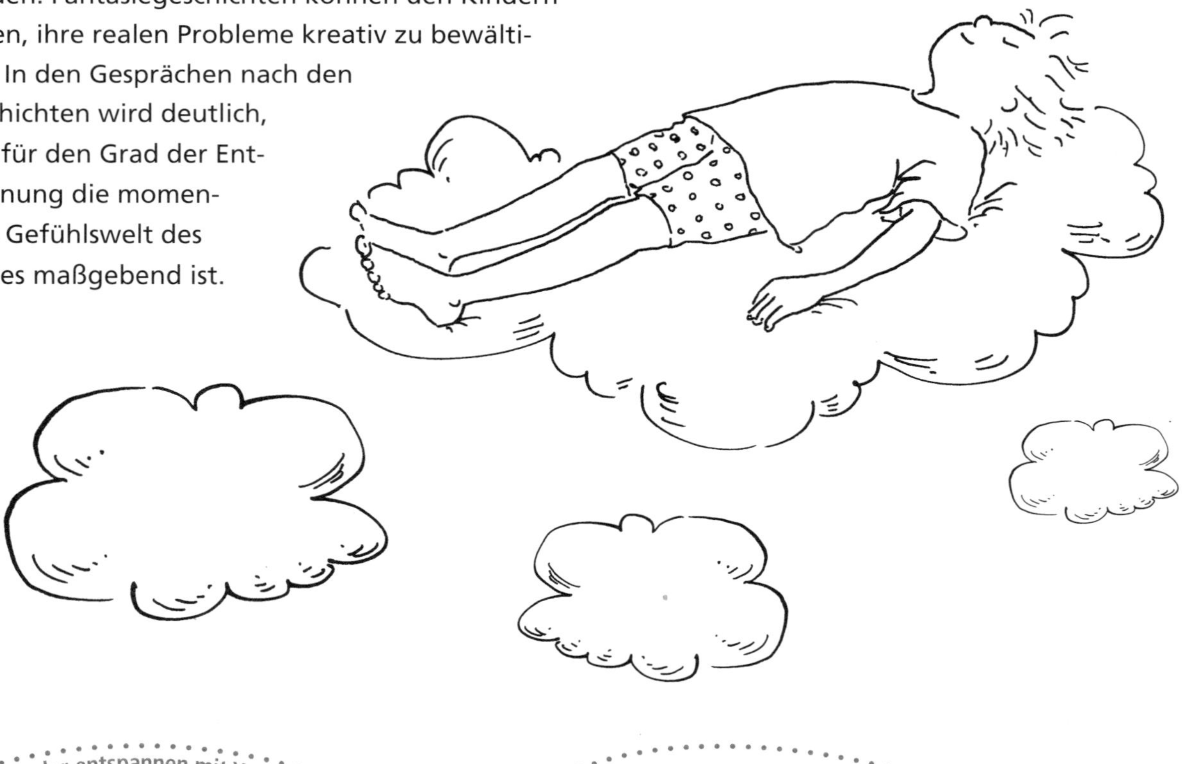

Der Herbstbaum

Vorbereitung

Experimentieren mit Tüchern, freie Bewegung nach Musik.

Lernziel

Die Kinder lernen, mit ihrer Vorstellungskraft zu arbeiten, sich über ihren Körper in einen Baum hineinzuspüren. Ihr Verständnis für die Vorgänge in der Natur wird gefördert.

So geht es

Die Kinder stehen auf ein vorher besprochenes Signal still im Raum und hören folgende Geschichte:
Schließe deine Augen, und entspanne deinen Körper. Atme tief und gleichmäßig. Spüre deine Füße fest am Boden. Die ganze Fußsohle drückt an den Boden, und du stellst dir vor, dass von den Fußsohlen aus Wurzeln tief in den Boden wachsen. Die Füße geben Halt, und du spürst die Kraft der Erde über die Fußsohlen und Beine in deinen Körper strömen, so wie der Baum die Nahrung durch die Wurzeln in den Stamm bis hoch zu den Ästen, Zweigen und Blättern führt.
Versuche, dir vorzustellen, wie die Erde sich anfühlt, ist sie weich oder hart, sandig oder lehmig, trocken oder feucht, warm oder kalt?
Dann spüre, wie die Nahrung durch den Stamm strömt. Dein Körper ist der Baum, die Füße die Wurzeln, dein Rumpf der Stamm und deine Arme, Hände und Finger sind Äste, Zweige und Blätter. Lasse die Kraft von unten nach oben, bis in alle Äste, Zweige und Blätter, bis in deine Fingerspitzen fließen. Von den Fingerspitzen lässt du Licht von oben nach unten strömen.
Und nun stell dir vor, dass ein sanfter Wind um den Baum weht. Du spürst den Wind an deinem Körper, ganz sanft streichelt er dich. Äste und Zweige bewegen sich, die Blätter tanzen im Wind, wiegen sich, und nach und nach fallen sie langsam zur Erde. Dann lässt der Wind nach, der Baum steht ganz still, ruhig und fest.
Der Winter kommt. Schneeflocken wirbeln durch die Luft und lassen sich auf Ästen und Zweigen nieder, kannst du es spüren?
Die Kinder bekommen etwas Zeit, sich als Baum zu empfinden …
Und nun sei wieder du selbst, rekele dich, und strecke dich durch. Wer möchte, kann erzählen, wie es ihm als Baum ergangen ist.

Seifenblasenspiel

Vorbereitung

Experimentieren mit Seifenblasen.

Lernziel

Durch diese Übung wird die Fantasie angeregt, die Konzentration gefördert und über Bewegung das Körpergefühl verbessert.

So geht es

Kinder spielen gern mit Seifenblasen, beobachten sie, versuchen, sie anzufassen, sie wegzupusten, besonders große aufzublasen und vieles mehr. Sogar mit der Vorstellung von Seifenblasen können Kinder schöne Erlebnisse haben.

Beispiel

Die Kinder hocken in der Mitte des Kreises. Ein Kind bläst kräftig mit einem Strohhalm. Die anderen Kinder stellen sich vor, die Seifenlauge zu sein, und bewegen sich entsprechend, auf und ab, hin und her. Dann liegen sie still mit geschlossenen Augen auf dem Bauch. Jedes Kind wird einzeln sanft von dem Kind mit dem Strohhalm zu einer Seifenblase aufgeblasen und schwebt dann leicht und leise umher. Dabei stellt es sich die Seifenblase genau vor, die es darstellt (Größe, Farbe, Form).
Auf ein verabredetes Zeichen (z.B. Ton der Klangschale) lösen sich die Seifenblasen lautlos auf. Die Kinder legen sich still auf den Boden und stellen sich noch einmal vor, wie sie als Seifenblase schwebten.
Wird die Übung im Klassenraum ausgeführt, können die Kinder die Seifenblase anschließend malen.

Bei entsprechenden räumlichen Bedingungen legen sich die Kinder an einen selbstgewählten Platz, machen es sich bequem und hören eine Traumgeschichte:

Du liegst bequem und entspannt am Boden. Dein ganzer Körper ist schwer und ein Gefühl von angenehmer Wärme breitet sich in deinem ganzen Körper aus. Deine Augen sind geschlossen, und du beobachtest, wie Seifenblasen an dir vorbeifliegen: große, kleine, lange, runde, ganz bunte, ganz weiße, … und langsam spürst du, wie eine Seifenblase dich einhüllt. Sie umgibt dich und sagt dir, dass sie ganz stark ist und nicht zerplatzt. Du merkst, wie sie dich mitnimmt, mit dir durch den Raum schwebt, immer höher, über das Haus, über die Wolken. Du siehst, wie die Wolken unter dir vorbeiziehen. Über dir ist tiefes Blau. Du schwebst immer höher in den weiten, offenen Raum. Du lässt dich einfach treiben: nach links, nach rechts, hinauf und hinab, vor und zurück, und du genießt den grenzenlosen, weiten, offenen Raum, fühlst dich frei, offen und friedlich.
Nun bittest du die Seifenblase, dich zum Boden zurückzubringen. Sie erfüllt dir diesen Wunsch und bringt dich dem Boden immer näher, bis sie dich sanft ablegt.
Du spürst wieder den Kontakt zum Boden, spürst deinen Körper und deinen Atem. Noch einmal erinnerst du dich an das schöne Gefühl, im offenen, weiten Raum zu schweben, spürst den Frieden und die Weite, die Stille und die Geborgenheit. Versuche, es dir zu merken, sodass du es immer wieder nachfühlen kannst. Dann balle deine Fäuste, sodass die Arme sich mitspannen, kralle deine Zehen zusammen, bis du die Spannung auch in den Beinen spürst, rekle dich, dehne dich, strecke dich, und fühle dich wieder ganz wach und ganz da.

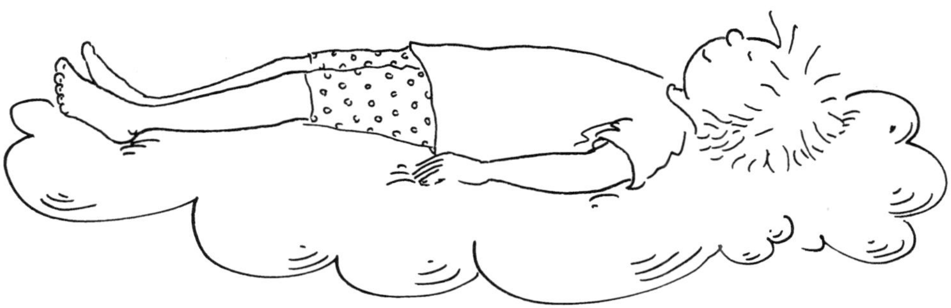

Rückenspaziergang – Im Regen

Text	Bewegungen
Wir ziehen unsere Regensachen an und gehen hinaus.	*Rücken mit den Handflächen ausstreichen.*
Es regnet, zuerst leicht, dann heftiger.	*Mit den Fingerkuppen den Rücken abklopfen.*
Regen strömt in Bindfäden vom Himmel.	*Mit den Handknöcheln abklopfen, mit den Handkanten den Rücken ausstreichen.*
Wenn Autos vorbeifahren, spritzt Wasser nach allen Seiten.	*Fingerrückseiten auf den Rücken legen und hochziehen.*
Doch langsam hört es auf, zu regnen. Nur noch von den Bäumen tropfen Regentropfen herab.	*Fingerkuppen ganz leicht vom Kopf abwärts klopfen.*
Ein leichter Wind bewegt die Luft.	*Sanft mit beiden Händen über den Rücken streichen.*
Endlich dringen Sonnenstrahlen aus den Wolken hervor.	*Rücken mit gespreizten Fingern ausstreichen.*
Sie wärmen uns, der ganze Rücken wird warm,	*Handflächen streicheln den Rücken.*
der ganze Körper wird angenehm warm.	*Hände ruhen noch einen Moment auf dem Rücken.*
Wir fühlen uns wohl.	

Rückenspaziergang – Das Vogelnest

Text	Bewegungen
In einem großen, starken Baum,	*Mit den Zeigefingern links und rechts der Wirbelsäule hochstreichen.*
der eine weite Krone hat,	*Mit den Fingern am Nacken und Kopf hochstreichen.*
sitzt ein lustiger, kleiner Vogel und beschließt, sich hier niederzulassen.	*Beide Hände fest auf die Schultern drücken.*
Er sammelt Halme, Moos, Zweige.	*Mit Daumen und Zeigefinger zupfen.*
Dann legt er seine Eier ins Nest	*Leicht die Fäuste auf den Rücken drücken.*
und brütet sie aus.	*Hände auf die Nieren legen.*
Die kleinen Vögel brauchen viel Wärme, um zu wachsen. An einem schönen Frühlingstag pickt der erste kleine Vogel von innen gegen die Schale.	*Mit den Fingerspitzen der Zeigefinger den Rücken abklopfen.*
Bald bricht sie auf.	*Den Rücken mit den Handaußenkanten von der Mitte zu den Seiten ausstreichen.*
Ein kleiner Vogel schlüpft aus.	*Die Handrücken nach oben streichen.*
Neugierig schaut er sich um.	*Fäuste auflegen und nach links und rechts drehen.*
Er schaut zu, wie die anderen kleinen Vögel ausschlüpfen.	*Fingerspitzen klopfen den Rücken ab.*
Die kleinen Vögel kuscheln sich zusammen, und die Vogelmutter wärmt sie.	*Den Rücken ausstreichen und die Hände noch einen Moment liegen lassen.*

13. Bildergeschichten

Jana übt Yoga

Jana wohnt auf einer schönen, warmen, grünen Insel. Am Meer gibt es große Steine und ganz schwarzen Sand. Jana spielt gerne mit den Steinen, baut Häuser, Mauern und Gärten. Manche Steine wirft sie auch weit ins Meer. Auf Janas Insel wachsen viele Bäume. Einige tragen leckere Früchte. Es gibt Apfelsinen-, Zitronen-, Mango-, Papaya- und Mandelbäume. Auch Palmen stehen am Strand, in den Bergen, in den Städten und Dörfern. Manche tragen sogar Kokosnüsse.

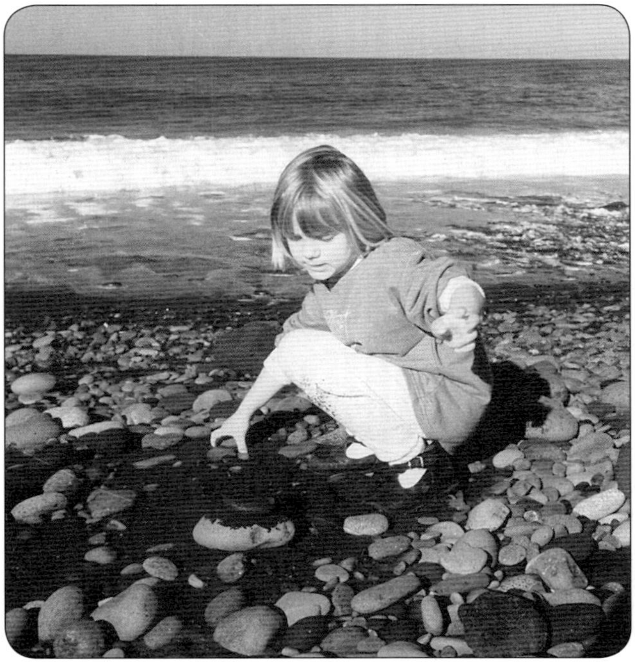

Hier zeigt uns Jana die Palmenstellung. Sie steht auf ihrem linken Bein, fasst den rechten Fuß mit der rechten Hand und bringt ihre Knie nebeneinander. Dann streckt sie den linken Arm senkrecht nach oben und fühlt sich lang, stark und biegsam wie eine Palme. Selbst die heftigen Stürme, die oft über die Insel wehen, können sie nicht umwerfen.

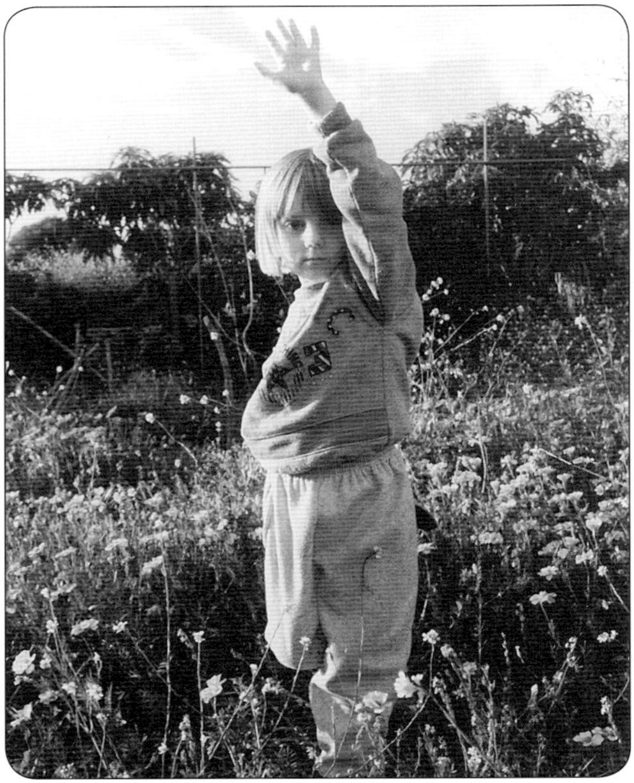

Noch viele andere Bäume wachsen auf der Insel. Hier stellt sich Jana vor, ein großer, kräftiger Eukalyptusbaum zu sein, der eine weite, grüne Krone hat. Jana steht auf einem Bein und bildet mit ihren Armen und Beinen die Baumkrone mit Ästen, Zweigen und Blättern. Vom Standbein schickt sie Wurzeln tief in die Erde, die sie festhalten. Sie merkt, wie sie in dieser Stellung ruhig und kräftig wird.

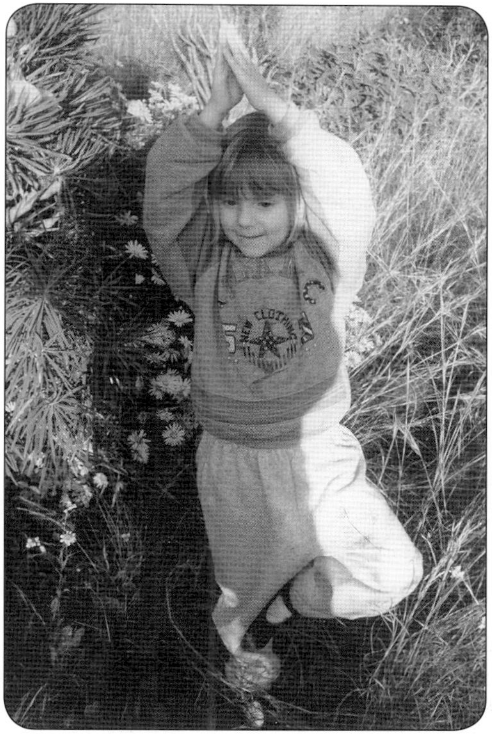

Nun ruht sie sich auf einer Blumenwiese aus und träumt mit ihrem Kuscheltier. Sie träumt von bunten, duftenden Blumen. Als sie aufwacht, stellt sie sich vor, selbst eine wunderschöne Blume zu sein, die auf der Wiese leuchtet und gut riecht.

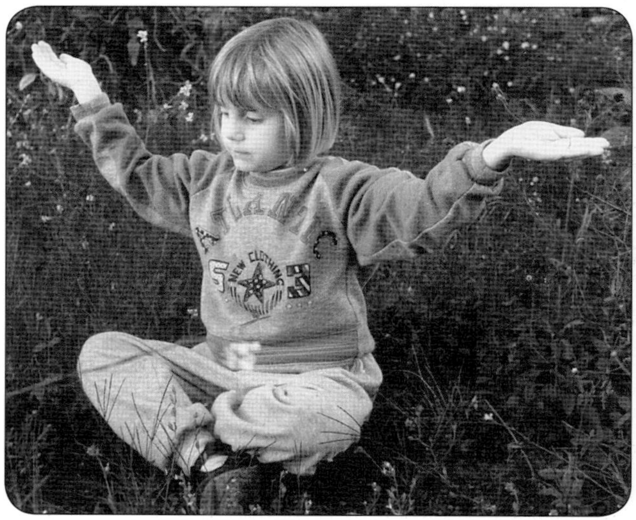

Auch Julie, Max und Raphael träumen. Sie wohnen in einer großen Stadt, wo es meist laut und hektisch zugeht. Da ist es wichtig, einfach mal ganz ruhig da zu liegen.

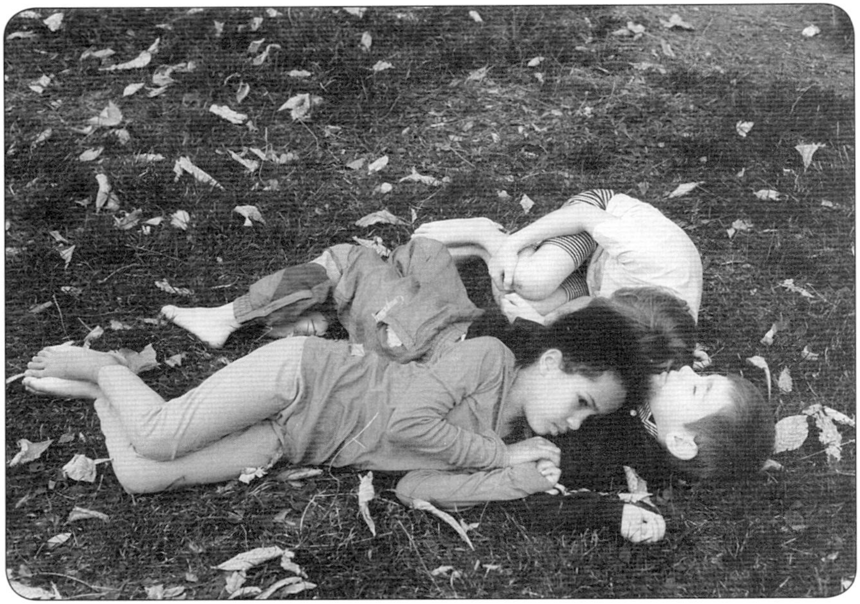

Julie hat auch von einer Blume geträumt. Vielleicht ist es eine Herbstblume, denn auf der Wiese liegen vertrocknete Blätter, die die Bäume abgeworfen haben.

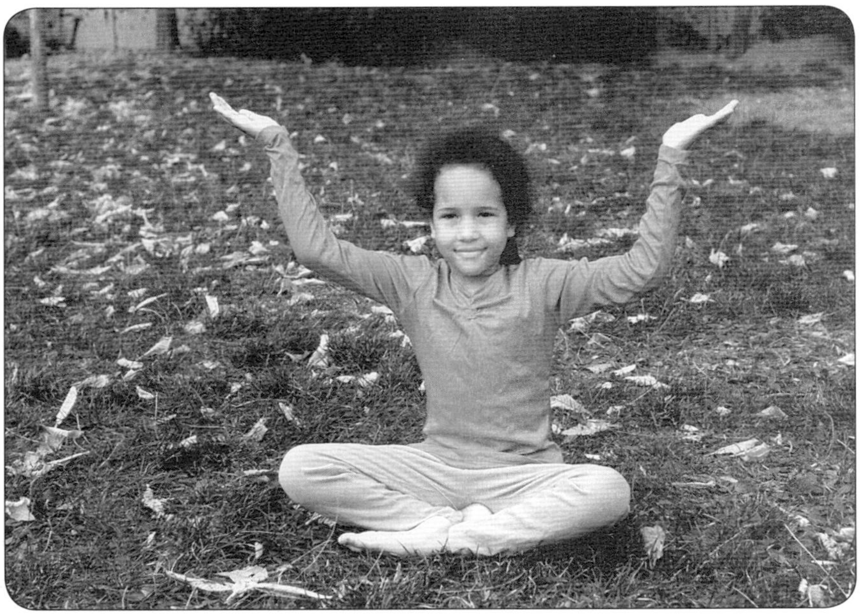

Max hat sich im Traum vom Herbstwind durch die Luft wirbeln lassen und liegt nun als eingerolltes Blatt auf der Wiese.

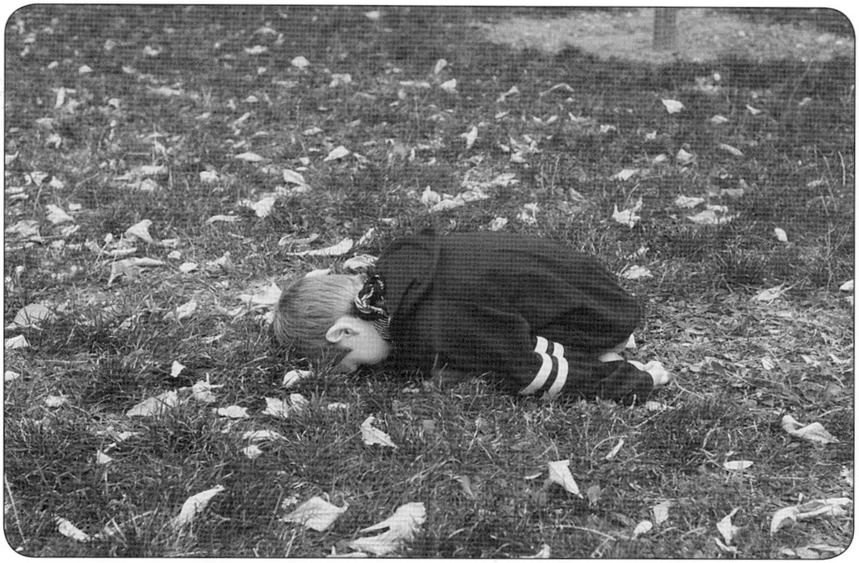

Raphael war im Traum ein kleiner Vogel und zeigt hier, wie er mit den Flügeln geflattert hat.

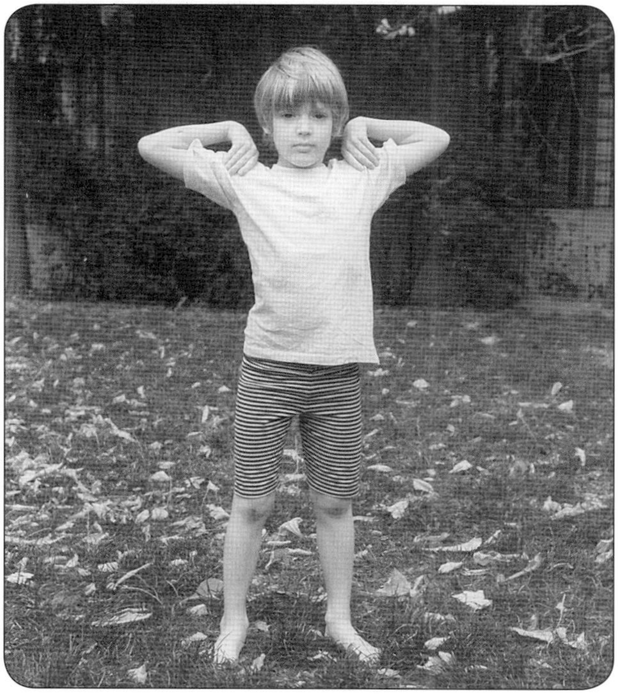

Julie legt sich mit ihrem Kuscheltier ins Gras. Sie atmet langsam und gleichmäßig. Dabei bewegt sich das Kuscheltier auf und ab wie auf einer sanften Welle. Julie spürt dabei, wie der Atem ihr Kraft gibt. Bald fühlt sie sich stark und kräftig wie ein großer Baum.

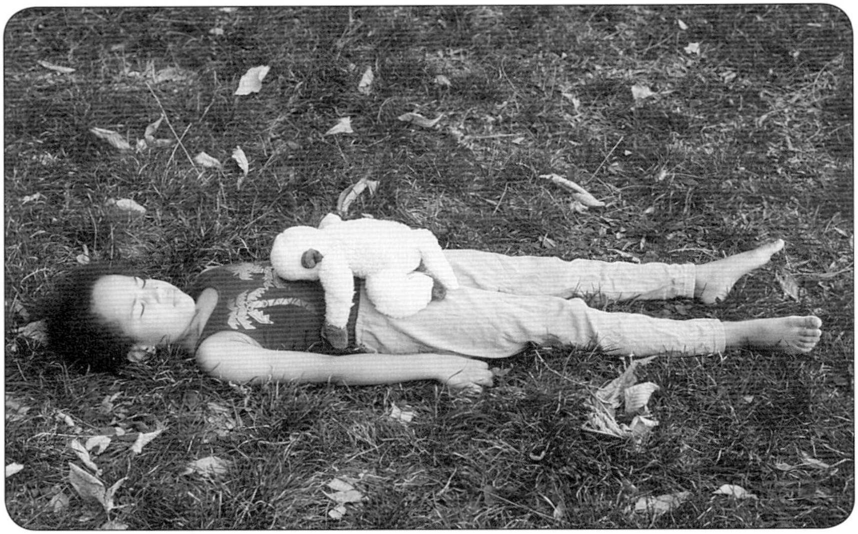

Sie hat so viel Kraft und Ruhe eingeatmet, dass sie anschließend auf einem Bein ganz aufrecht steht. Sie stellt sich vor, dass Wurzeln sie über das Standbein festhalten und ihre Arme und Hände die Baumkrone bilden.

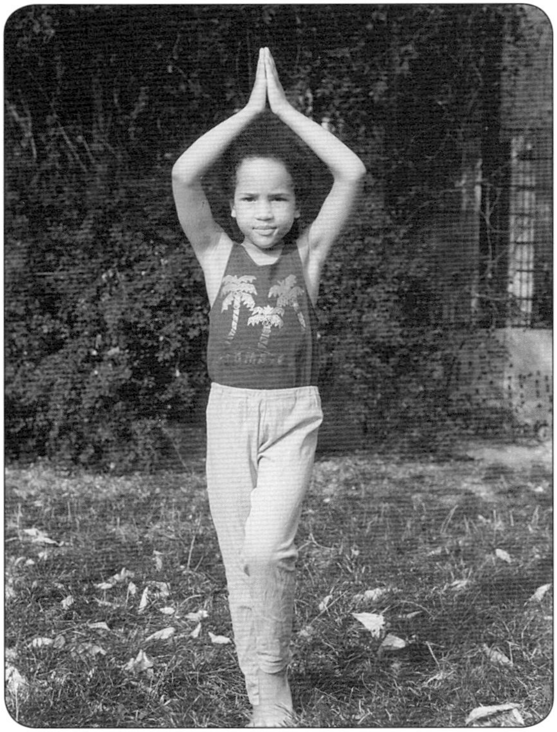

Janas Traumblume

Ein anderes Mal, als Jana wieder auf ihrer Wiese träumt, kitzelt sie ein kleiner Regenwurm an der Hand und sagt: „Komm mit mir, ich will dir was zeigen."

Jana folgt ihm unter die Erde und staunt, was hier alles passiert. Sie dachte immer, unter der Erde ist es nur dunkel und unheimlich. Doch der Regenwurm führt sie an einen Platz, wo lauter lustige, kleine Wesen tanzen und spielen. „Was macht ihr hier unter der Erde?", fragt Jana.

„Wir wecken die Blumen auf, die hier in den Wurzeln schlummern. Schaue diese Wurzel an, wir schenken ihr die Kraft zum Wachsen, die Farbe und den Duft. Bald wird auf deiner Wiese diese Blume blühen."

„Darf ich mir wünschen, wie die Blume aussehen soll?", fragt Jana. Die lustigen, kleinen Wesen erfüllen ihr den Wunsch.

Jana denkt eine ganze Weile nach. Dies soll eine besondere Blume werden. Als sie sich die Blume genau vorgestellt hat, will sie sie beschreiben. Doch die kleinen Wesen sagen: „Gehe jetzt nach Hause, und male die Blume auf. Lege das Bild an die Stelle, wo du so gerne mit deinem Kuscheltier träumst. Bald wird hier deine Traumblume wachsen."

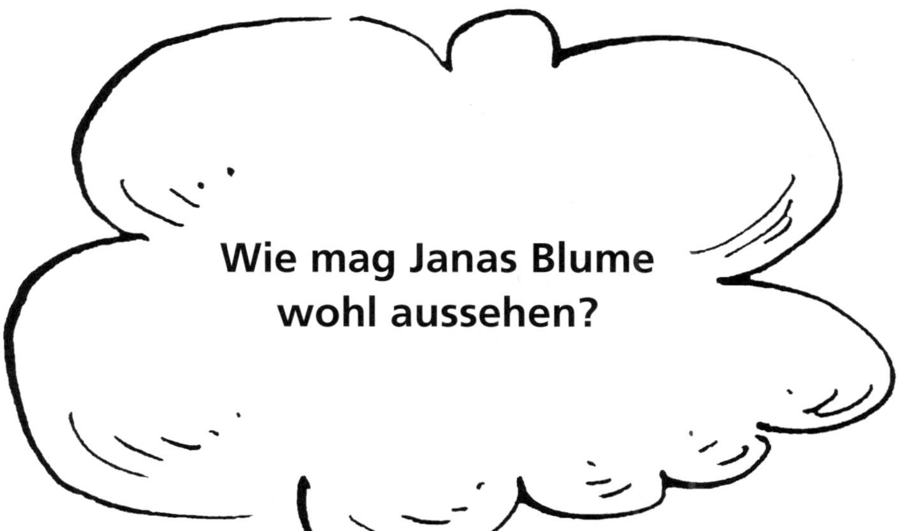

Janas Reise zum Regenbogen

Wie ihr wisst, spielt Jana gern am Meer mit den Steinen.
Ein dicker, schwarzer Stein, den sie gerade ins Meer werfen will, spricht plötzlich zu ihr: „Halt, wirf mich nicht fort. Ich möchte mit dir zusammen eine Reise machen. Bist du schon einmal durch einen Regenbogen gewandert?"
Jana staunt. Was erzählt der Stein für komische Sachen? Regenbögen hat sie schon oft gesehen. Die leuchten in den schönsten Farben, wenn die dunklen Wolken in den Bergen hängen und über dem Meer die Sonne scheint. Doch die sind immer hoch oben am Himmel.
„Wie kann ich durch den Regenbogen wandern, wenn ich hier unten auf der Erde stehe?", fragt Jana den Stein.
„Nimm mich ganz fest in deine Hände", sagt der Stein. „Setze oder lege dich bequem an einen Platz, der dir gefällt, und schließe deine Augen. Jetzt atme 3-mal ganz tief ein und aus. Stelle dir vor, uns beiden wachsen Flügel."
Der Stein spricht weiter: „Mit Flügeln können wir fliegen. Merkst du, wie wir den Boden verlassen? Langsam, ganz langsam steigen wir höher.
Ist das nicht ein schönes Gefühl, so zu fliegen? Lasse uns etwas schneller fliegen … und jetzt langsamer … Nun steigen wir höher … und dann wieder etwas tiefer.
Jetzt fliegen wir ganz hoch hinauf, höher als der große Berg, der so oft in den Wolken verschwindet … Schaue, dort ist der Regenbogen, noch ein kleines Stück, dann sind wir da. Wir landen auf der roten Farbe. Siehst du, wie sie leuchtet?"

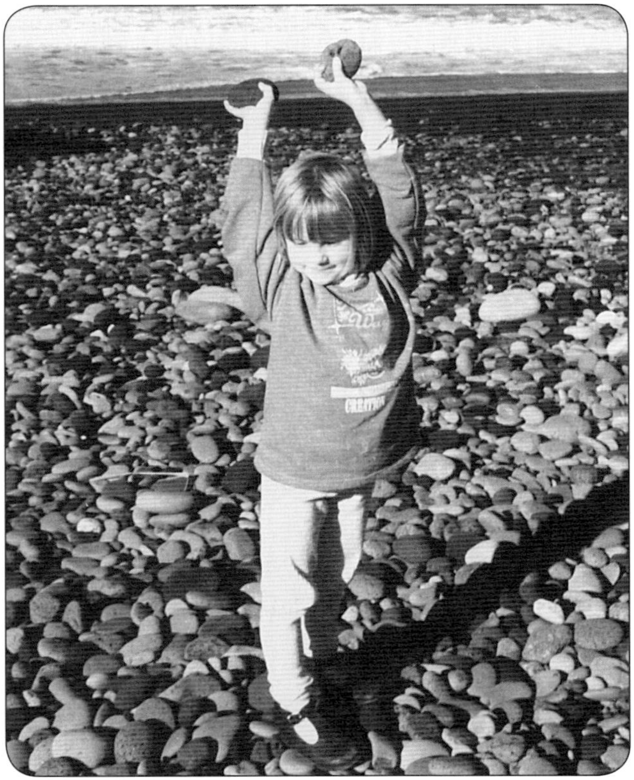

Jana kann sich gar nicht satt sehen. Sie hat das Gefühl, in roter Farbe zu baden, sie zu riechen, zu schmecken und überall zu spüren. Und so geht es ihr auch mit all den anderen Regenbogenfarben. Vom Rot geht sie zum Orange, dann weiter zum Gelb. Vom Gelb wandert sie zum Grün, zum Blau,

Lila und Violett. Sie genießt jede Farbe, und zum Schluss fühlt sie sich frisch und voller Kraft. Jana fühlt den Stein in ihren Händen, bedankt sich bei ihm für das schöne Erlebnis, fliegt mit ihm zurück zum Strand und träumt hier noch eine Weile von den Regenbogenfarben. Das Gelb hat ihr besonders gut gefallen. Da ist ihr warm und wohlig geworden.

Beim Blau hatte sie eine gute Idee: Sie nimmt den Stein mit zu sich nach Hause. So kann er sie daran erinnern, öfter eine Regenbogenreise zu machen, besonders wenn sie einmal müde und lustlos ist. Eine der Farben muntert sie bestimmt wieder auf.

Janas Wolkenschloss

Jana liegt mit ihrem Kuscheltier auf der Wiese und ruht sich aus. Der Boden ist weich, und es riecht nach Gras, Erde und Blumen. Sie hört die Vögel zwitschern, die Bienen summen, Schmetterlinge flattern, und sie hört den leisen Wind ... Plötzlich glaubt sie, dass der Wind ihr etwas erzählen will ...
Es klingt wie ein Flüstern, oder ist es das Rascheln der Blätter? Doch nun hört sie es ganz deutlich. Der Wind sagt: „Jana, Jana, hörst du mich?"
„Ich weiß nicht, kannst du denn sprechen, Wind?", fragt Jana erstaunt. "Wenn du mich verstehst, kann ich es", raunt der Wind. „Was willst du mir denn sagen?", Jana ist noch ungläubig, ob sie wirklich mit dem Wind redet. „Ich möchte dir etwas zeigen, weit, weit fort von hier. Soll ich dich ein Stück durch die Luft tragen?", fragt der Wind. Jana wollte schon immer mal fliegen, wie es die Drachenflieger tun, die sie von ihrem Garten aus beobachten kann. Sie starten am Berg, segeln durch die Luft und landen unten am Strand. Voll Freude und Erwartung und ohne lange zu überlegen, sagt Jana: „Trage mich durch die Luft, aber versprich mir, mich auch wieder hierher zurückzubringen."
Der Wind ist einverstanden, und sanft hebt er Jana mit ihrem Kuscheltier vom Boden und schwebt mit ihr hoch hinauf. Jana staunt. Sie sieht ihre Wiese, ihr Haus, die Bananenplantagen, das Meer, den Strand, alles von oben. Am Strand spielen Kinder mit Sand und Steinen. Manche essen Eis, und andere baden. Sie sieht die Berge. Sogar der höchste schneebedeckte Berg sieht von oben bald ganz klein aus. Als ihr ein wenig schwindelig wird, treffen sie eine weiche, weiße Wolke. Der Wind legt sie hinein, und Jana macht es sich mit ihrem Kuscheltier gemütlich. „Jetzt wirst du gleich etwas Wunderschönes erleben", sagt der Wind. Jana freut sich. Sie fühlt sich wohlig und entspannt in ihrer weichen, weißen Wolke. Sie schweben mal langsam, mal schneller. Der Wind streichelt ihre Stirn, und Jana genießt das leichte, freie Gefühl ... Nach einer Weile zaust der Wind an ihren Haaren: „Jetzt sind wir gleich da", rauscht es in Janas Ohr.

Jana ist wie verzaubert. Vor ihr liegt ein riesengroßes Schloss aus Wolken. Mauern und Türme bauen sich aus Wolkenschichten auf. Kleine, blaue Öffnungen lockern das Wolkengemäuer auf, viele Kinder schauen durch diese Öffnungen und winken Jana zu. Sie schwebt mit ihrer Wolke durch ein großes, blaues Tor und sieht eine wunderschöne Traumlandschaft. Hier ist alles, was sie sich wünscht. Was glaubst du, wie Janas Traumlandschaft aussieht? Erzähle, oder male es auf. Wie würde deine Traumlandschaft aussehen, wenn du die Reise gemacht hättest? Stelle dir vor, selbst mit dem Wind zum Wolkenschloss zu fliegen. Jana fand hier viele Freunde, und sie spielten vergnügt miteinander. Sie zog ein Kleid an mit aufgenähten glitzernden Schmetterlingen, wie es die Puppe trägt, die ihr die Oma zu Weihnachten geschenkt hat, und aß ganz viele Smarties, ohne dass es den Zähnen schadete.

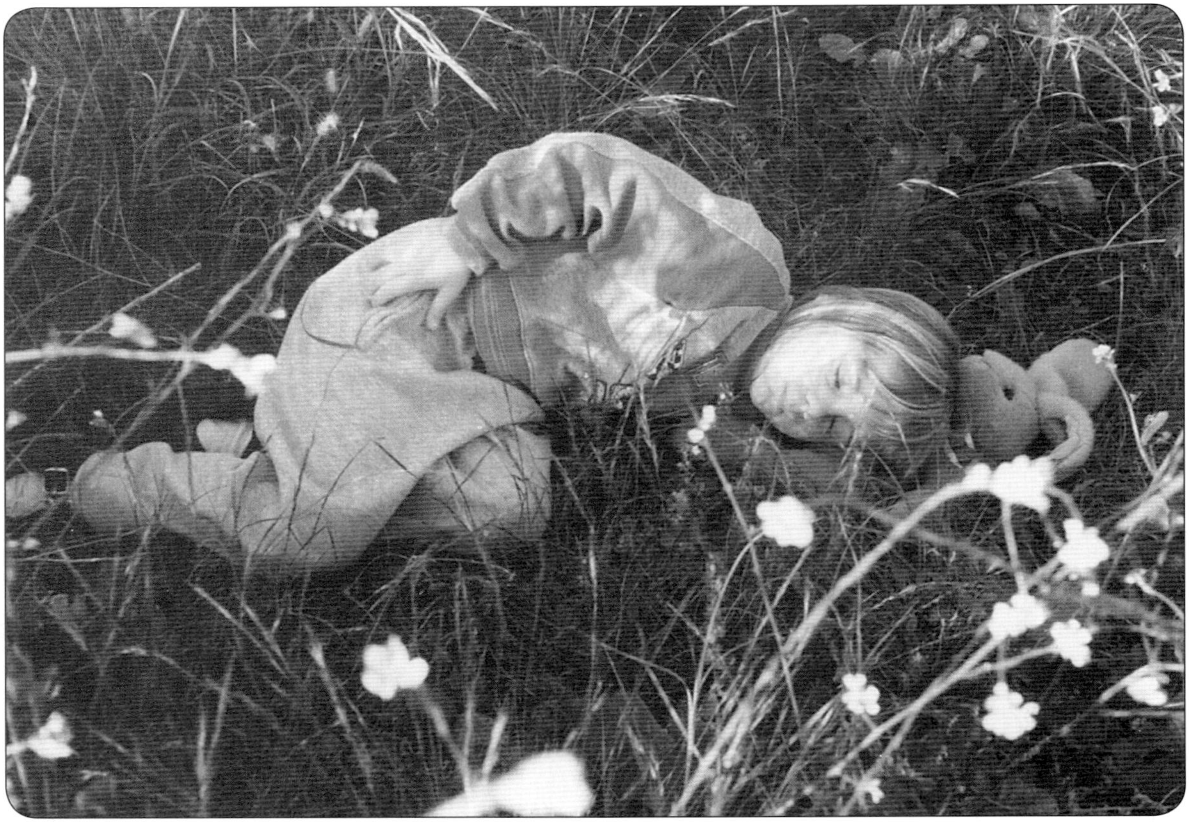

14. Planung von Yogastunden

Vorbereitung

Kinderyoga breitet sich zurzeit in Deutschland immer mehr aus. Schon im Kindergarten lernen viele Kinder die Übungen des Yoga kennen. Auch in Schulen ist Yoga nichts Exotisches mehr. In der Niederlausitz-Grundschule in Berlin-Kreuzberg ist Yoga sogar ein Unterrichtsfach und steht auf dem Stundenplan. Kinder lernen in der Regel schnell und mit Freude, wenn die Yogaübungen altersgemäß in Geschichten, Spielen oder in Sprechversen eingebunden vermittelt werden. Sie mögen Abwechslung, lernen gern neue Übungen oder Variationen der gelernten Übungen kennen, lieben aber auch feste Rituale, die ihnen Halt und Geborgenheit geben. Folgende Unterrichtseinheiten können in Schulen und Kindergärten oder anderen Kindergruppen für Kinder im Alter von 5–10 Jahren durchgeführt werden. Erprobt sind sie in verschiedenen Gruppengrößen: Klassen mit 22–28 Kindern und Kindergruppen mit 12–16 Kindern.

Alle Unterrichtseinheiten haben zum Ziel:

- Wecken der Bewegungsfreude,
- Kräftigung des Körpers,
- Förderung der Konzentration, Koordination und des Gleichgewichtes,
- Stärkung des Gruppengefühls.

Das Begrüßungsritual ist immer gleich, die Geschichten, Spiele und Entspannungen variieren.

Begrüßungsritual

Die Kinder legen Matten (am besten Gymnastikmatten; für jedes Kind eine) in den Kreis. Jedes Kind setzt sich auf eine Matte, legt die Hände in die Grußhaltung, und alle begrüßen sich mit dem Gruß der Yogis: *Namasteh.*
Dann schauen sie eine Minute in die Kerze, die in der Kreismitte steht, und denken an Menschen, denen es nicht gut geht.
Symbolisch schicken sie anschließend das Licht in die Welt mit dem Spruch:
Wir nehmen das Licht und schicken es in die Welt, zu den Pflanzen, Tieren und Menschen.
Wir nehmen das Licht und schicken es überallhin, wo es gebraucht wird.
Die Kerze wird als Ritual für Ruhe und Sammlung eingesetzt.
Die Kinder werden motiviert, Mitgefühl für andere zu entwickeln.

Begrüßungszyklus zur Vorbereitung des Körpers auf Yogastellungen (Asanas)

Ziele:

- Entwickeln von Achtsamkeit,
- Förderung von Ruhe und Konzentration.

Die Kinder lernen den Ablauf durch Vor- und Nachsprechen sowie Nachstellen der Bewegungen. Später kann ein Kind das Vorsprechen und

Vormachen der Übungen übernehmen. Der Ablauf wird 2-mal hintereinander ausgeführt. Dabei wird die Stellung des Baumes zuerst auf dem linken Fuß, dann auf dem rechten geübt.

Die Wirbelsäule wird in 8 Richtungen bewegt, der Körper gedehnt. Gemeinsames Bewegen stärkt das Sozialverhalten.

Komm, wir gehen ins Yogaland.	*Auf der Stelle gehen, mit den Händen eine einladende Bewegung machen.*
Hier ist es wirklich interessant.	*Auf der Stelle gehen und mit den Armen Kreise beschreiben.*
Hier lernst du, was für dich zu tun	*Arme seitlich auf Schulterhöhe ausbreiten, Ellbogen einbeugen, Hände auf die Schultern legen und die Arme wieder ausbreiten; einige Male wiederholen.*
und dich auch richtig auszuruhen.	*Still stehen.*
Strecke dich zum Himmel,	*Gerade stehen, die Arme über die Seiten heben und nach oben und hinten dehnen.*
beuge dich zur Erde.	*Oberkörper aus den Hüften heraus vorbeugen, Hände an den Boden legen.*
Scheine wie die Sonne,	*Kreuzpose, Arme in die V-Stellung heben, Beine grätschen.*
und funkle wie Sterne.	*Diagonales Dehnen, rechten Arm nach oben, linken nach unten und umgekehrt, dabei den Oberkörper nach links und rechts drehen.*

Forme den Mond, mal rund und mal halb.	*Arme heben, über dem Kopf die Mittelfingerkuppen aneinanderlegen, Ellbogen nach außen dehnen, Seitbeuge nach links und rechts, Füße stehen nebeneinander*
Grüße die Menschen, ob jung oder alt.	*Arme nach oben strecken und in den Zehenstand gehen, dann in der Hocke die Hände vor der Brust aneinanderlegen*
Singe wie ein Vogel, hoch in der Luft.	*Arme seitlich auf Schulterhöhe ausbreiten und auf die Zehenspitzen stellen, dann die Fußsohlen wieder zum Boden bringen, die Arme auf Schulterhöhe nach vorn führen und die Handflächen aneinanderlegen, 3-mal wiederholen und A und O tönen*
Atme den süßen Blumenduft.	*Lotosmudra – Hände vor der Brust aneinanderlegen, Ellbogen nach außen dehnen, die Finger gestreckt nach außen dehnen, Daumen und Zeigefinger bleiben in Kontakt*
Stehe wie ein Baum im grünen Gras.	*Standhaltung auf einem Bein*
So üben wir Yoga, und das macht uns Spaß.	*Aufrichten und mit den Armen einen großen Kreis beschreiben, in die Hände klatschen und die rechte Hand nach oben heben*

Massagen

Massagen schulen die Körperwahrnehmung und fördern das Miteinander. Die Kinder lernen, dass Massagen angenehm und entspannend sind. Wichtige Regeln müssen allerdings eingehalten werden: Die Wirbelsäule wird nur gestreichelt. Wenn etwas unangenehm ist, muss das Kind sich äußern. Der Partner stellt sich darauf ein und ändert die Massage so, dass es dem Kind guttut. Berührungsängste können durch kleine Streichelspiele meist schnell überwunden werden.

Beispiel

Die Kinder legen sich bequem auf den Bauch und schließen die Augen. 2 Kinder werden ausgewählt und dürfen das Streichelspiel beginnen. Sie bekommen eine Feder, einen Pinsel oder Luftballon und gehen von Kind zu Kind, um es damit zu streicheln. Sie wählen anschließend ein anderes Kind aus, und so wird das Spiel fortgesetzt. Bei Partnermassagen arbeiten immer 2 Kinder zusammen. Ein Kind beginnt mit der Massage, das andere Kind legt sich bequem auf die Matte und genießt. Anschließend tauschen sie. Geeignet sind Massagen in Form von Sprechversen. Die Kinder können sich die Texte leichter merken und probieren diese Massagen erfahrungsgemäß auch gern zu Hause bei ihren Eltern aus.

Übungen zur Körpererfahrung

Die Kinder sitzen im Kreis, legen die Hände auf die Knie und schließen die Augen. Sie hören den Ton der Klangschale und folgen den Anweisungen:

„Lege die Hände auf deine Schultern."
„Lege deine Hände auf deinen Bauch, und spüre, wie er sich beim Ein- und Ausatmen hebt und senkt."
„Lege die rechte Hand auf die Stirn und die linke Hand auf das Kinn."
„Streichle mit den Zeigefingern deine Augenbrauen."
„Streichle mit dem rechten Daumen die Nase und mit dem linken Daumen den Hals." usw.

Haben die Kinder diese Übung öfter gemacht, kann auch ein Kind die Klangschale bekommen und Anweisungen geben.

Variation ohne Klangschale
Ein Kind wird ausgewählt und legt die Hände immer auf verschiedene Stellen des Körpers. Die anderen Kinder beobachten und machen dem Kind alles nach. Nach einer Weile bestimmt dieses Kind ein anderes Kind, das nun vorgibt, wo die Hände aufgelegt werden.

Yogageschichten

Yogageschichten sind geeignet, um mit Kindern spielerisch Yoga zu üben. Die Kinder versetzen sich gern in die Rolle der Tiere, Pflanzen oder Himmelskörper und merken sich auf diese Weise die entsprechenden Positionen leicht.
Durch folgende Spiele können die Yogaübungen die in den Geschichten vorkommen, eingeführt oder auch wiederholt und vertieft werden.

Spiel mit der Handtrommel

Die Kinder laufen (hüpfen, hüpfen auf einem Bein, galoppieren, laufen rückwärts) im Kreis. Wird die Handtrommel 1-mal geschlagen, sind sie ein Berg, bleiben also in der Position Berg stehen. Ertönt die Handtrommel 2-mal, sind sie ein Baum, ertönt sie 3-mal, sind sie die Sonne.

Stopptanz

Die Kinder bewegen sich nach Musik frei im Raum. Wird die Musik ausgeschaltet, führen sie eine vorher vereinbarte Position aus.

Spiel mit dem Zauberstab

Ein Kind bekommt einen Zauberstab in die Hand und geht in die Kreismitte. Es verzaubert die Kinder in Yogapositionen. Die Kinder führen die gewünschten Haltungen aus. Yogageschichten sollten nach Möglichkeit frei erzählt werden. Günstig ist es, wenn die Kinder im Kreis stehen und genügend Raum für die Bewegungen haben. Gegebenenfalls stellen sie sich versetzt, sodass jedes Kind die Arme ausbreiten kann, ohne ein anderes Kind zu berühren. Die Kinder hören die Yogageschichte, und immer wenn eine Yogaposition genannt wird, führen sie die Haltung aus. Weitere Ideen zu Bewegungen sind in den Stundenentwürfen jeweils vermerkt; hier können Sie und die Kinder aber auch der Fantasie freien Lauf lassen.

Tipp

Um Unruhe beim Erzähler der Geschichten zu vermeiden, ist es wichtig, Abmachungen zu treffen, die auch eingehalten werden müssen. Besonders beim Tönen von Tierlauten kann es in unruhigen Gruppen schnell zu laut werden. Ich sage deshalb vorher an, wie oft der Wolf heult, der Löwe brüllt oder der Hund bellt.
Manchmal benutze ich auch die Klangschale oder ein anderes Instrument, um anzuzeigen, wann die Geschichte weitergeht.
Meist reicht es, Spannung in die Stimme zu legen, mal zu flüstern, mal lauter zu sprechen und ab und zu ein Instrument einzusetzen, das später auch von den Kindern gespielt werden kann.
Beispiele: Immer wenn die Sonne scheint, ertönt eine Triangel, wenn eine Blume blüht, ein Glöckchen, und wenn ein Baum ruhig und fest steht, ertönen Klanghölzer. Wenn es die räumlichen Bedingungen zulassen, sollten die Übungen im Kreis durchgeführt werden. So sind alle Kinder in Blickkontakt und fühlen sich angesprochen.

Besuch in der Löwenhöhle

Material: Yogamatten, Kerze, Klangschale

Zeit	Unterrichtsverlauf
3 min.	Begrüßungsritual
3 min.	Begrüßungszyklus
3 min.	Übungen zur Körpererfahrung
12 min.	Die Kinder stehen auf, fassen sich an den Händen und hören die Yogageschichte **„Besuch in der Löwenhöhle“**.
4 min.	Die Kinder legen sich bequem auf ihre Matten. Die LehrerIn geht herum und streichelt sie: Nun kommt die Löwenmutter und schickt alle kleinen Löwen ins Bett. Sie streichelt ihnen sanft das Fell. Bald sind alle kleinen Löwen eingeschlafen und träumen davon, ein großer, starker Löwe zu sein. Stelle dir vor, was du gern tun würdest, wenn du ein großer, starker Löwe wärst.
5 min.	Abschluss: Die Kinder setzen sich in den Kreis und erzählen, was sie sich vorgestellt haben.

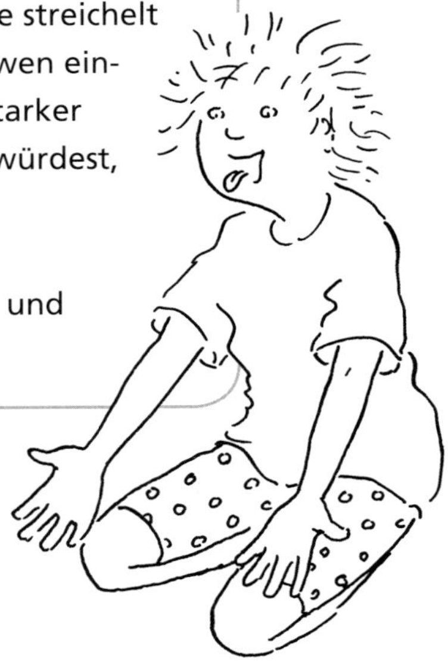

Yogageschichte „Besuch in der Löwenhöhle"

Text	Bewegungen
„Wollen wir heute zur Löwenhöhle gehen? Kommt ihr alle mit? Na klar, wir haben doch keine Angst.	*Auf der Stelle gehen, schneller, rennen, langsamer gehen.*
Wir überqueren eine Wiese. Das Gras ist hoch, und wir müssen die Beine hoch heben. Den See überqueren wir mit dem **Boot**. Am anderen Ufer müssen wir über eine Mauer klettern.	*Hände abwechselnd übereinanderlegen, bis die Arme nach oben gestreckt sind, dann wieder abwärts bewegen.*
Noch ein paar Schritte, und wir sind da.	*Schleichen.*
Wir schauen in die dunkle Höhle.	*Mit Zeigefingern und Daumen Kreise formen und vor die Augen halten.*
Ein großer **Löwe** schaut uns an und brüllt furchtbar laut. Vor der Höhle sitzt ein kleiner **Löwe**, der brüllt nur ganz leise. Doch der große Löwe hat uns so erschreckt, dass wir schnell davonlaufen. Wir klettern schnell wieder über die Mauer, rudern zurück, schreiten durch das Gras und rennen nach Hause.	*Erst laut, dann leise brüllen.* *Auf der Stelle laufen.* *Bewegungen wie am Anfang.*
Hier erzählen wir allen unser Löwenabenteuer."	*Im Kreis sitzen, Blick in die Kreismitte.*
Ich geh in die Höhle, da sitzt ein großer Löwe. Große Löwen brüllen furchtbar laut.	*Gemeinsam sprechen.*
	Haltung des Löwen mit lautem Gebrüll.
Ich geh aus der Höhle, da sitzt ein kleiner Löwe. Kleine Löwen brüllen ganz leise.	*Umdrehen, nach außen schauen, gemeinsam sprechen.*
	Haltung des Löwen mit zartem Brüllen.
	Die Kinder wechseln die Haltungen einige Male ab.

Besuch im Zoo

Material: Yogamatten, Kerze

Zeit	Unterrichtsverlauf
3 min.	Begrüßungsritual
3 min.	Begrüßungszyklus
3 min.	Übungen zur Körpererfahrung
12 min.	Die Kinder stehen auf, fassen sich an den Händen und hören die Yogageschichte: **„Wir gehen in den Zoo."** Variationen: Zwischen den Positionen ist Raum für freie Bewegungen, am Anfang durch das Laufen und zum Schluss am Spielplatz. Wenn Bedarf ist, kann das freie Laufen von einem Käfig zum nächsten noch ermöglicht werden.
6 min.	Massage: **„Der Elefant"**
3 min.	Abschluss: Die Kinder legen sich auf ihre Matten, schließen einen Moment die Augen und überlegen, was ihnen am Zoobesuch am besten gefallen hat.

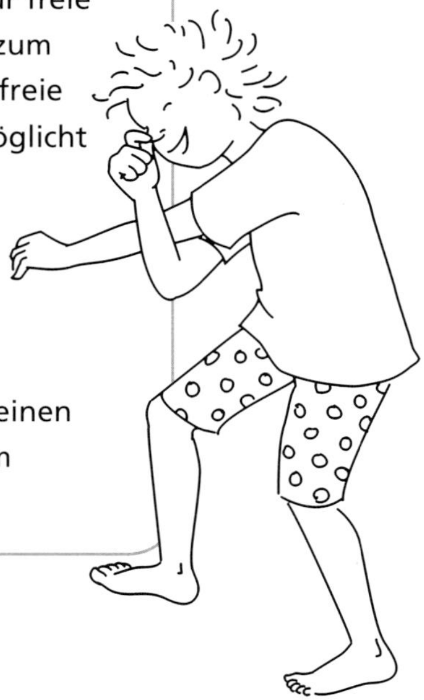

Yogageschichte „Wie gehen in den Zoo"

Text	Bewegungen
„Wir überqueren die Straße und schauen nach links und rechts. Nun sind wir da. Vor den Käfigen bleiben wir stehen und schauen uns die Tiere an.	*Auf der Stelle gehen, schneller, rennen, langsamer gehen.*
Als Erstes sehen wir die **Elefanten.**	
Als Nächstes besuchen wir die **Affen.** Die **Affen** führen in ihrem Gehege einen lustigen **Affentanz** auf.	
Der **Löwe** sitzt in seinem Felsengarten und brüllt laut.	
Der **Tiger** macht seine Streckübungen. Die **Wölfe** heulen.	
Die **Flamingos** stehen ganz ruhig auf einem Bein.	
Wir gehen weiter und schauen uns die **Bären** an.	
Zum Schluss gehen wir noch auf den Spielplatz.	*Klettern, rutschen, schaukeln nachahmen.*
Bevor wir den Zoo wieder verlassen, kommen wir noch einmal bei den Elefanten vorbei. Die massieren sich gerade den Rücken mit der Elefantenmassage."	

Massage: „Der Elefant“

Text	**Bewegungen**
Der Elefant stampft jetzt zum Fluss, weil er sich mal waschen muss.	*Fäuste auf den Rücken drücken.*
Steckt den Rüssel in das Wasser, macht den Rücken immer nasser.	*Rücken von oben nach unten ausstreichen.*
Als er wieder gehen will,	*Zu den Seiten ausstreichen.*
ruft seine Mutter: „Halt mal still.	*Schultern kneten.*
Auf deinem Rücken ist noch Dreck, der geht nur mit der Bürste weg.“	*Mit den Fingernägeln kratzen.*
Sie nimmt die Seife und den Schwamm	*Mit der Faust kreisen.*
und danach noch einen Kamm.	*Mit Fingernägeln von oben nach unten streichen.*
Zum Schluss holt sie ein weiches Tuch,	*Mit den Handflächen streicheln.*
doch plötzlich ruft sie ganz laut: „Huch, da sind noch Dornen dringeblieben, wo hast du dich nur rumgetrieben?“	*Schultern kneten.*
Sie zieht die Dornen schnell heraus,	*Mit den Fingern zupfen.*
und jetzt ist die Geschichte aus.	*Hände aneinanderreiben und auflegen.*

Die kleine Maus

Material: Yogamatten, Kerze

Zeit	Unterrichtsverlauf
3 min.	Begrüßungsritual
3 min.	Begrüßungszyklus
3 min.	Übungen zur Körpererfahrung
5 min.	Übungen vertiefen mit dem Stopptanz: Baum, Maus, Katze, Hund
15 min.	Yogageschichte **„Die kleine Maus"**
7 min.	Rückenmassage: **„Die Katze"**
10 min.	Entspannung: *Lege dich bequem auf deine Matte, und schließe die Augen. Stelle dir vor, wie es bei der kleinen Maus im Mauseloch aussieht. Die kleine Maus fühlt sich hier sicher und geborgen. Sie träumt einen Mausetraum. Stelle dir vor, du liegst gemütlich mit der kleinen Maus im Mauseloch. Wen möchtest du bei dir haben?*

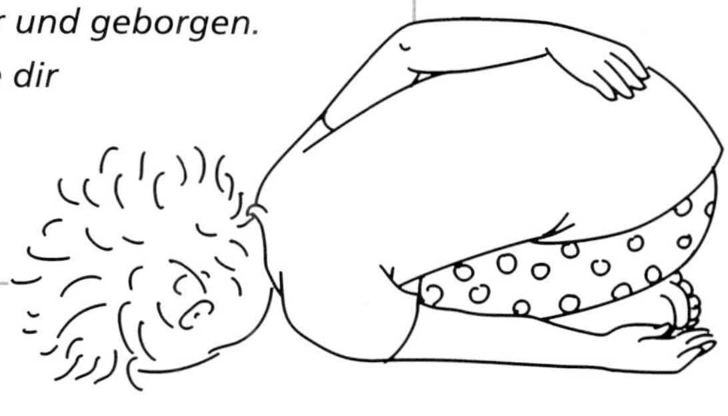

Yogageschichte: „Die kleine Maus"

Der Sommer geht langsam zu Ende. Die **Sonne** scheint nicht mehr so lange, die Tage werden kürzer.

Unter einem großen **Apfelbaum** wohnt eine kleine **Maus**. Sie schläft ruhig in ihrem Mauseloch.

Plötzlich hört sie ein Klopfen über sich.

Viele Äpfel fallen auf den Boden.

Die **Maus** schaut aus dem Loch. Sie sieht die leckeren Äpfel und bekommt Hunger. Außerdem muss sie langsam Vorräte für den Winter sammeln.

Ein Apfel lacht sie an, und sie knabbert ein großes Loch in diesen Apfel. Das Loch ist so groß, dass sich die kleine **Maus** hineinkuscheln kann.

Leise schleicht der hungrige **Kater** Friedolin herbei. „Es riecht nach Maus", denkt er, doch er findet die kleine Maus im Apfel nicht.

Plötzlich bebt der Boden. Der **Hund** kommt angerannt. Er setzt sich einen Moment zum Kater und hechelt.

„Miau, Mio, hast du etwas zum Essen für mich?" fragt Friedolin den Hund. „Willst du einen Hundekuchen?" fragt der Hund.

Der **Kater** Friedolin schüttelt den Kopf: „Miau, Mio, Miau, Mio, hätte ich eine Maus, dann wäre ich froh", miaut er.

Der **Hund** kann ihm nicht helfen, streckt sich kraftvoll durch, tritt mit seinen Beinen zu den Seiten, um sie für das Fußballspiel zu kräftigen, und rennt weiter zum Hundefußball.

Die kleine **Maus** hat alles gehört und macht sich noch kleiner.

Friedolin wird immer hungriger. Plötzlich schleicht seine Freundin, die **Katze** Mia durch das Gras.

„Miau, Mio, ich habe eine große Schale mit Milch und gebe dir gern etwas ab", sagt sie, und die beiden Katzen schleichen davon.

Sie trinken die Milch und massieren sich anschließend das Fell.

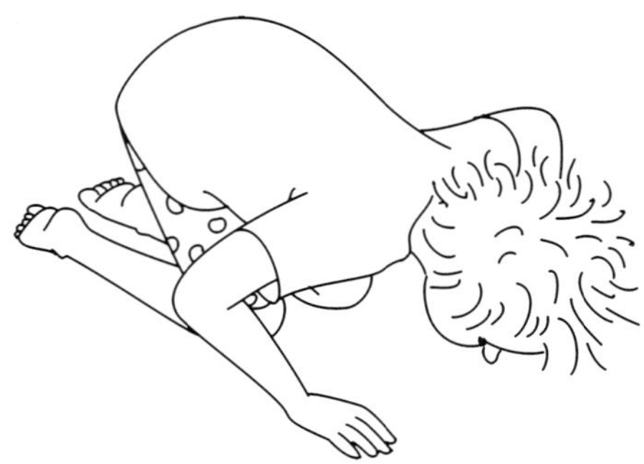

Massage: „Die Katze“

Text	Bewegungen
Eine kleine Katze	*Mit den Fingerkuppen auf den Rücken tippen.*
leckt gern ihre Tatze.	*Mit den Fingern zu den Seiten streichen.*
Sitzt auch gern vorm Mauseloch,	*Schultern kneten.*
sagt: „Hey Maus, dich krieg ich noch.“	*Schultern ausstreichen.*
Sie schleicht gern durch das hohe Gras	*Mit den Händen auf und ab streichen.*
und trinkt die Milch im kleinen Glas.	*Mit den Fingern und Daumen zupfen.*
Legt sich zum Schlafen nun ins Haus,	*Kreise auf den Rücken malen.*
und jetzt ist die Geschichte aus.	*Handflächen aneinanderreiben und auf den Rücken legen.*

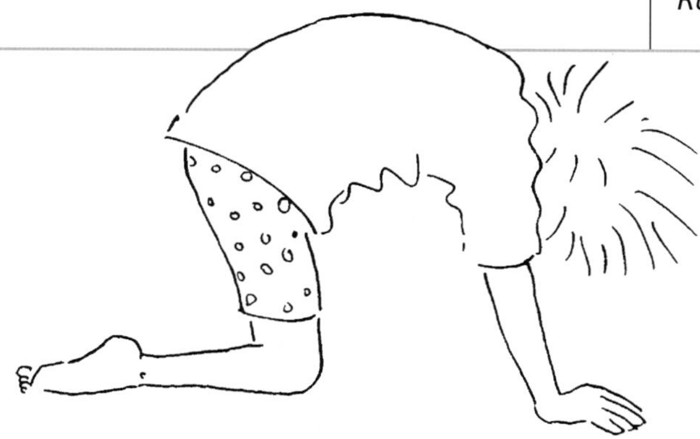

Der kleine Igel

Material: Yogamatten, Kerze, Igelbälle, „Zauberstab"

Zeit	Unterrichtsverlauf
8 min.	Begrüßungsritual
3 min.	Begrüßungszyklus
5 min.	Hexenzauberspiel Die Kinder werden in die Positionen mit dem Zauberstab verzaubert, die in der nachfolgenden Geschichte vorkommen: Sonne, Igel, Schlange, Schnecke, Katze, Heuschrecke, Hund
15 min.	Bewegungsgeschichte: **„Der kleine Igel"**
5 min.	Die Kinder gehen in die Igelstellung und werden gestreichelt, wenn sie die Stacheln anlegen.
12 min.	Partnermassage mit Igelbällen.

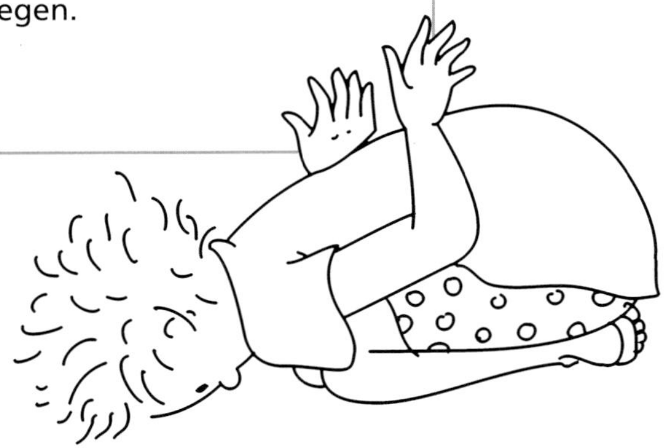

Yogageschichte: „Der kleine Igel“

Die **Sonne** scheint auf die Wiese. Ein kleiner **Igel** kommt schnaufend herbei.

„Was schnaufst du so?“ zischt die Schlange, die ihn eine Weile beobachtet hat.

„Ich suche meine Igelfamilie, weißt du, wo sie ist“, antwortet traurig der **Igel.**

Die **Schlange** richtet sich ganz hoch auf und schaut sich um.

„Kein Igel weit und breit“, zischt sie, und der kleine **Igel** geht weiter.

Er trifft die **Schnecke**, die gerade ihre Fühler aus dem Haus streckt.

„Weißt du, wo meine Igelfamilie ist?“ fragt er die Schnecke.

Die **Schnecke** hat Angst vor dem Igel und verschwindet schnell im Schneckenhaus.

Eine kleine **Katze** schleicht herbei. Sie begrüßt den Igel mit Miau und Mio. „Weißt du, wo meine Igelfamilie ist?“ fragt der Igel die Katze. „Keine Ahnung, aber weißt du, wo das Mauseloch ist?“ antwortet die kleine **Katze.**

Obwohl der Igel genau weiß, wo das Mauseloch ist, verrät er es der Katze nicht.

Der **Hund** kommt angerannt. Er hechelt, bellt und streckt sich. Er hat überhaupt keine Zeit, weil gleich das Hundefußballspiel anfängt.

Doch die **Heuschrecke** hilft dem Igel. Sie denkt einen Moment nach, wo sie überall schon herumgesprungen ist, und führt den kleinen Igel zum Holzstapel. Hier findet er seine Familie, die sich gerade ein gemütliches Winterlager einrichtet.

„Komm, kleiner **Igel**“, ruft die Igelmutter und massiert ihm seinen Rücken. Das gefällt ihm so gut, dass er seine Stacheln anlegt.

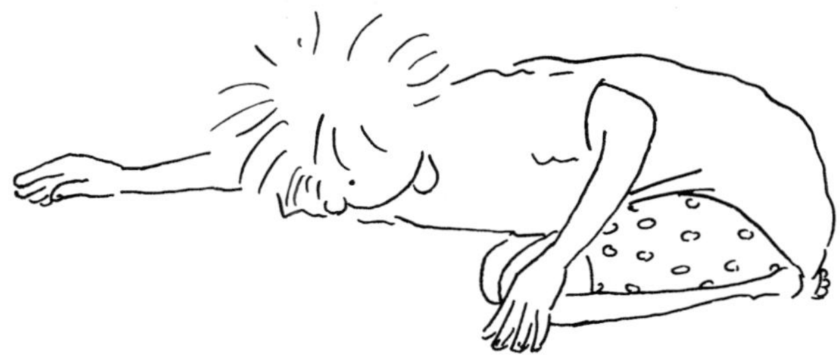

Zugvögel

Material: Yogamatten, Kerze, Handtrommel, CD mit sanfter Musik, CD-Player

Zeit	Unterrichtsverlauf
4 min.	Aufwärmen Die Kinder stellen sich vor, wie Vögel durch die Luft zu fliegen. Sie bewegen die Arme wie Flügel, mal langsamer, mal schneller, je nach Trommelschlag der Handtrommel. Beim lauten Trommelschlag bleiben sie stehen und verharren bewegungslos, bis die Trommel wieder ertönt.
3 min.	Begrüßung
3 min.	Begrüßungszyklus
15 min.	Yogageschichte: **„Zugvögel"**
5 min.	Entspannung *Lege dich bequem auf deine Matte. Schließe die Augen, und stelle dir vor, du fliegst wie ein Kranich durch die Luft bis nach Afrika. In Afrika suchst du dir eine Palme und hörst, wie der Wind durch die Blätter weht, oder du besuchst ein Tier, von dem der Kranich dir erzählt hat.*
13 min.	Vogelspiel Die Kinder bewegen sich nach Musik wie Vögel und stellen sich dabei vor, durch die Luft zu fliegen. Bei Musikstopp nehmen sie die Stellung eines Tieres ein, dass sie gern in Afrika besuchen möchten. Sie können auch eigene Stellungen erfinden.

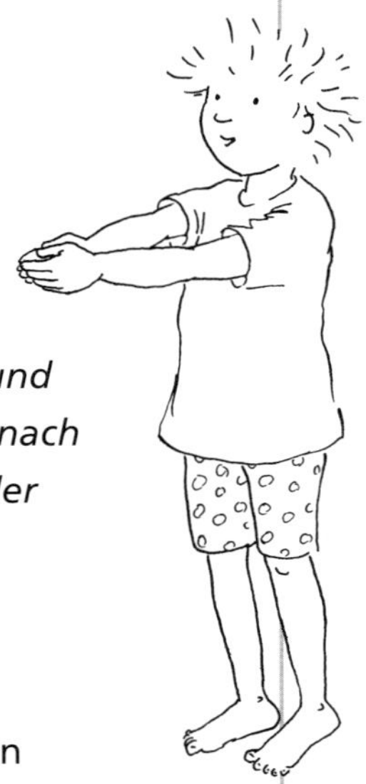

Yogageschichte: „Zugvögel"

Der **Baum** steht im Herbstwind.

Blätter fallen herab, manche tanzen im Wind.

Der **Adler** sitzt in der Baumkrone. Er wartet auf den **Kranich,** der sich heute verabschieden will. Da kommt er schon über die Wiese geschritten. Er erzählt dem **Adler**, dass er sich morgen auf eine weite Reise nach Afrika begibt. Ihm ist es im Winter hier zu kalt.

Der Adler möchte mehr über Afrika erfahren, und der **Kranich** erzählt ihm von großen **Elefanten,** die mit ihren langen Rüsseln Wasser aus dem See holen und sich das Wasser über den Rücken laufen lassen.

Er erzählt von **Löwen**, die sehr laut brüllen können, von einer **Kobra**, die sich hoch aufrichten und zischen kann, und von **Affen**, die lustig umhertanzen.

Der **Kranich** erzählt auch von den vielen **Palmen,** die sich im warmen Wind bewegen und dabei leise Geschichten erzählen.

Dann verabschiedet sich der **Kranich** und fliegt davon. Der **Adler** schaut ihm nach und stellt sich einen Moment lang vor, was der **Kranich** wohl alles erleben wird.

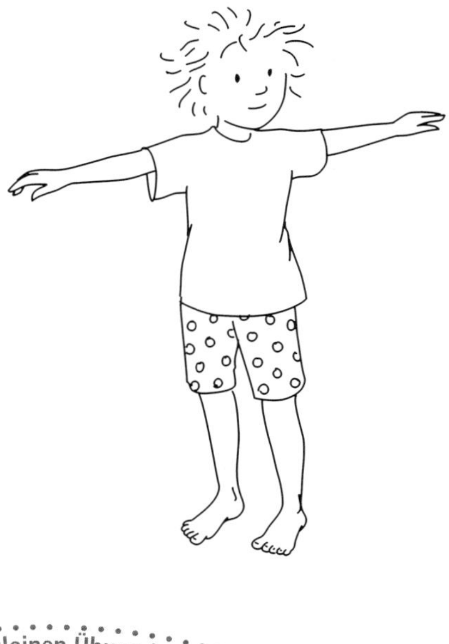

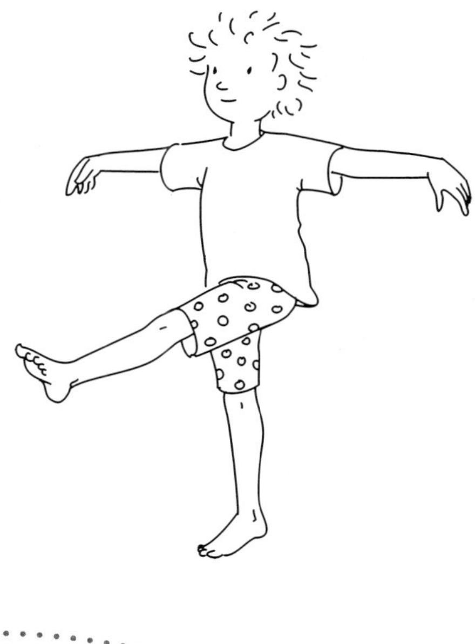

Im Winterwald

Material: Yogamatten, Kerze

Zeit	**Unterrichtsverlauf**
3 min.	Begrüßungsritual
3 min.	Begrüßungszyklus
15 min.	Yogageschichte: **„Im Winterwald"**
7 min.	Rückenmassage: **„Im Winterwald"**
10 min.	Entspannung *Die Kinder legen sich auf die Matte und denken an die Geschichte. Anschließend äußern sie sich zu folgenden Fragen:* *Warst du auch schon einmal traurig, weil deine Freunde etwas hatten, was du auch gern haben wolltest?* *Denkst du auch manchmal, dass dich keiner mag?* *Hast du Freunde, die dich trösten, wenn du traurig bist?* *Hast du schon einmal deine Freunde getröstet und ihnen Mut gemacht?*

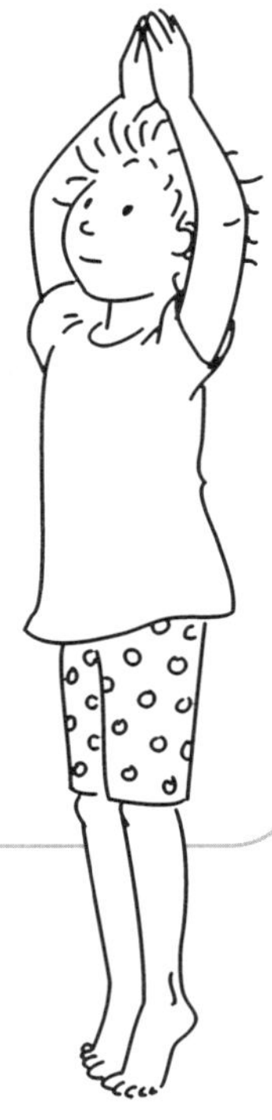

Yogageschichte: „Im Winterwald"

Im Winterwald hat es geschneit. Die **Bäume** sind weiß und stehen ganz still.

Nur eine kleine **Tanne** weint. Sie ist traurig, weil ihre Freundinnen alle abgeholt wurden. Sie haben ihr erzählt, dass sie bald mit Kerzen und bunten Kugeln geschmückt werden und in Weihnachtsstuben stehen. Die kleine Tanne blieb allein zurück.

„Ich glaube, ich bin die traurigste Tanne hier im Winterwald", denkt sie, doch da kommt ein **Vogel** und tröstet sie. „Ich werde dich auch schmücken, und dann werden sich alle Tiere hier im Winterwald freuen, dass du da bist." Der Vogel fliegt los, holt rote Beeren und hängt sie an die **Tanne.**

Plötzlich kommen auch die kleinen **Hasen** angehoppelt. Sie legen Karotten unter die Tanne.

Der **Wolf** schaut aus seiner Höhle. Als er die geschmückte Tanne sieht, fällt ihm ein, dass er ein Weihnachtslied geübt hat. Er setzt sich neben die Tanne und singt so schön, wie er nur kann. Davon werden viele Tiere angelockt.

Die **Bären** tapsen müde herbei, doch beim Anblick der geschmückten Tanne werden sie fröhlich und tanzen.

Der **Mond** schaut vom Himmel.

Plötzlich erscheint eine helle **Sternschnuppe**. Sie kommt herunter und setzt sich auf die Spitze der kleinen Tanne. Alle sind überzeugt, dass sie nun die schönste **Tanne** weit und breit ist.

Als das kleine Fest zu Ende ist, schenken sich die Tiere gegenseitig eine Sternenmassage.

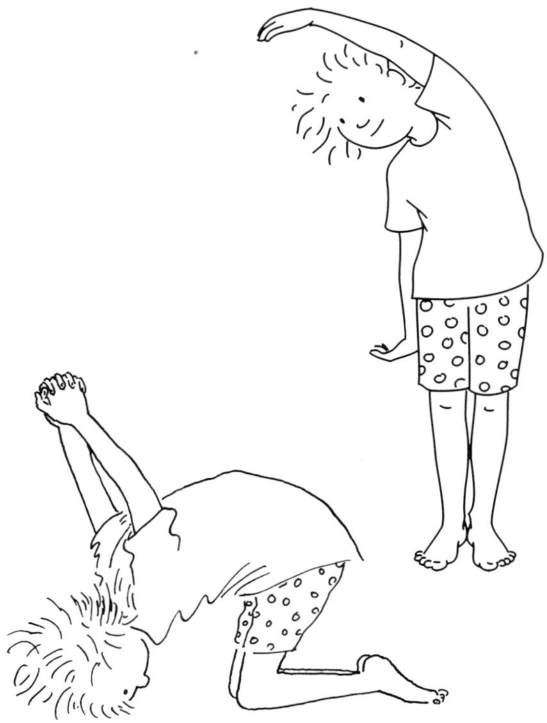

Massage: „Im Winterwald"

Text	Bewegungen
Das Wasser ist jetzt bitterkalt,	*Hände kreisen.*
hier im weißen Winterwald.	*Finger streichen auf und ab.*
Viele Vögel sind weit fort,	*Schultern und Arme streicheln.*
an einem anderen warmen Ort.	*Hände kreisen.*
Blumen schlafen, der Boden ist kalt,	*Mit dem Zeigefinger Blumen malen.*
es ist Winter im Winterwald.	*Hände kreisen.*
Schnee fällt leise und ganz leicht,	*Fingerspitzen tippen.*
und die Erde wird ganz weiß.	*Hände kreisen.*
Die Katze schleicht leise durch den Schnee	*Fingerspitzen leicht andrücken.*
und kommt zum kleinen, weißen See.	*Hände kreisen.*
Der ist gefroren, oh wie schön,	*Rücken zu den Seiten ausstreichen.*
da kann sie Schlittschuhlaufen gehen.	*Handkanten streichen.*
Bald scheint die Sonne wieder warm	*Gespreizte Hände streichen.*
auf deinen Rücken, die Schultern und den Arm.	*Rücken, Schultern und Arme ausstreichen, Hände aneinanderreiben und auflegen.*

Gespenster

Material: Yogamatten, Trommel, Kerze

Zeit	Unterrichtsverlauf
4 min.	Aufwärmspiel: Die Kinder laufen im Kreis. Beim Trommelschlag bleiben sie stehen, aufrecht und regungslos, und sprechen: *Ich bin ein stiller Berg.* Wird die Trommel 2-mal geschlagen, nehmen sie die Stellung des Baumes ein und sprechen: *Ich bin ein starker Baum*. Zum Schluss schweben sie lautlos wie Gespenster.
3 min.	Begrüßungsritual
3 min.	Begrüßungszyklus
15 min.	Yogageschichte: **„Gespenster"**
6 min.	Entspannung: Die Kinder finden zu zweit zusammen und massieren sich gegenseitig ihren Rücken.
12 min.	Gespensterstreichelspiel: Die Kinder sitzen im Kreis, in der Kreismitte liegt eine Decke. Ein Kind legt sich auf die Decke. Die anderen Kinder sprechen: *„Wir sind die Nachtgespenster und schauen durch die Fenster. Da liegt der/die (Name des Kindes) und schläft so schön, wir werden sie/ihn mal streicheln gehen."* Sie streicheln das Kind auf der Decke. Das Kind entscheidet, wer anschließend auf die Decke darf.

Yogageschichte: „Gespenster“

Die **Sonne** geht unter.

Am Himmel tauchen unzählige **Sterne** auf, **große Sterne**, **kleine Sterne**, und manchmal zischen auch **Sternschnuppen** vorbei.

Auch der **Mond** erhellt die Nacht. Er scheint auf das alte Schloss, in dem viele kleine Gespenster wohnen. Die Gespenster machen heute einen Ausflug in den Wald.

Sie fliegen um die stillen **Bäume** herum. Heute ist es besonders still im Wald.

Doch plötzlich ertönt das laute Heulen des **Wolfes**. Der **Wolf** sitzt vor seiner Höhle und ruft seinen kleinen Sohn, der heute zum ersten Mal allein einen Spaziergang in den Wald gewagt hat. Der kleine Wolf freut sich, als er seinen Vater hört, und geht in die Richtung, aus der das Heulen kommt. Plötzlich sieht er die Gespenster und bekommt Angst. Er versteckt sich. Die Eule macht ihm Mut. „Schleiche ganz leise in die Richtung, aus der du deinen Vater hörst“, rät sie ihm, und der kleine **Wolf** folgt ihrem Rat. Er erreicht die Höhle und ist erleichtert.

Die Gespenster fliegen zum Schloss zurück, denn die **Sonne** geht langsam wieder auf.
Als die Gespenster am Schloss ankommen, sehen sie die **Katzen**, die gerade vom Mäusefangen zurückkehren. Die **Katzen** streicheln sich ihre Bäuche und massieren sich dann ihre Rücken.

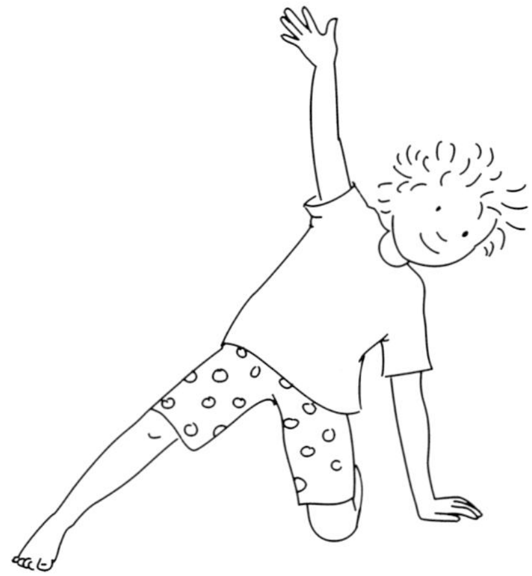

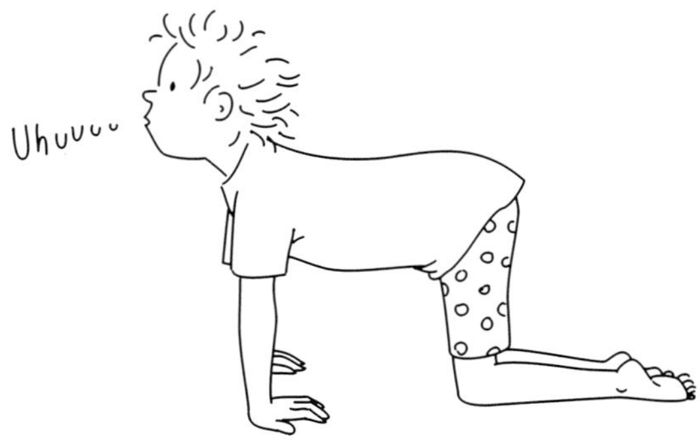

Der schüchterne Vogel

Material: Yogamatten, Kerze, CD-Player, CD mit entspannender Musik (z.B. Traumgeschichten 2; Proßowsky/DeFlyer; Auer Verlag)

Zeit	Unterrichtsverlauf
3 min.	Begrüßungsritual
3 min.	Begrüßungszyklus nach Musik
20 min.	Yogageschichte: **„Der schüchterne Vogel"**
17 min.	Entspannung: Die Kinder legen sich auf die Matte und denken an die Geschichte. Anschließend äußern sie sich zu folgenden Fragen: ➡ Ist es dir schon mal so ergangen wie dem kleinen Vogel? ➡ Hat dir jemand Mut gemacht? ➡ Wolltest du schon mal alles für dich allein haben und nichts abgeben? ➡ Was machst du, wenn dir Mut fehlt? ➡ Was machst du, wenn du siehst, dass jemand traurig und mutlos ist?

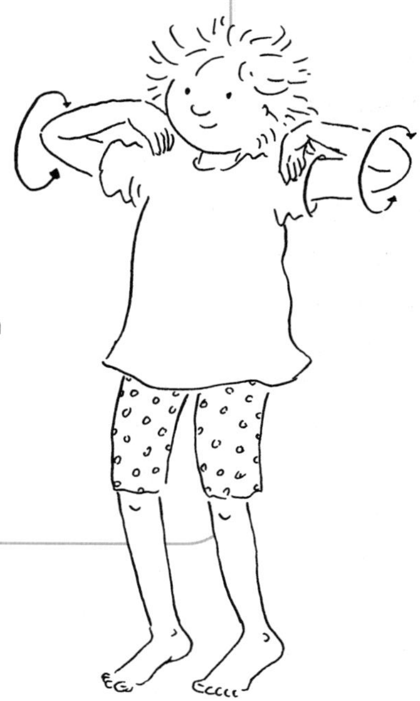

Yogageschichte: „Der schüchterne Vogel"

Im Winter freuen sich die **Vögel** über das Vogelhaus.

Heute liegen besonders viel Körner drin, und der kleine Vogel flattert fröhlich um das Vogelhaus herum.

Die **Katze** schleicht herbei, und da bekommt der kleine Vogel Angst. Der **Hund** verjagt die Katze, und nun kommt der kleine Vogel zurück. Mittlerweile sind auch schon viele andere Vögel am Vogelhaus angekommen.

Eine dicke **Taube** sitzt mitten im Vogelhaus und will keinen anderen Vogel hereinlassen.

Die Spatzen hüpfen aufgeregt hin und her.

Eine mutige Krähe vertreibt die **Taube** mit einem lauten Schrei.

Nun stürzen sich alle **Vögel** auf das Vogelfutter. Nur ein **kleiner Vogel** traut sich nicht. Immer wenn er in die Nähe des Futters kommt, wird er von einem anderen Vogel vertrieben.

Die **Taube** sitzt auf dem **Baum** und beobachtet alles.

Der **kleine Vogel** tut ihr leid, und sie geht zu den anderen Vögeln. „Ich habe mich nicht gut verhalten, als ich alle Körner allein fressen wollte, aber was macht ihr?"

Sie zeigt auf den kleinen, schüchternen Vogel. Zuerst wollen die anderen Vögel einfach weiter fressen, doch **ein Vogel** fliegt zum kleinen Vogel, steckt ihm ein Korn in den Mund und ermutigt ihn, mit zum Vogelhaus zu fliegen.

Nun machen auch die anderen Vögel Platz und entschuldigen sich. Es ist genug für alle da. Als es dunkel wird und der **Mond** am Himmel steht, suchen sich die satten Vögel einen Schlafplatz im großen **Baum**.

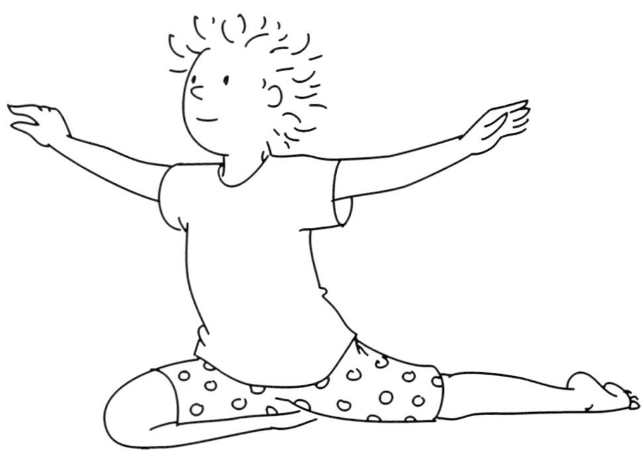

Der Zaubervogel

Material: Yogamatten, Kerze, Handtrommel, CD mit entspannender Musik, CD-Player

Zeit	Unterrichtsverlauf
4 min.	Begrüßungsritual
4 min.	Begrüßungszyklus nach Musik
10 min.	Bewegungsspiel mit der Handtrommel: Die Kinder laufen, hüpfen, galoppieren, laufen rückwärts ... im Rhythmus der Handtrommel. Beim lauten Trommelschlag führen sie vorgegebene Positionen aus: Vogel, Katze, Hund, Hase, Löwe, Tiger, Kobra, Wolf, Bär
15 min.	Yogageschichte: **„Der Zaubervogel"**
7 min.	Tanzbären: Alle Kinder bewegen sich wie Tanzbären nach Musik. Abwechselnd geht ein Kind in die Kreismitte und gibt Bewegungen vor, die von den anderen Kindern nachgestellt werden.
5 min.	Entspannung: Die Kinder legen sich auf ihre Matte und entspannen nach leiser Musik (*Kalimba* und *Wa Wa Tube* gibt es in jedem guten Musikgeschäft oder pädagogischen Fachgeschäften).

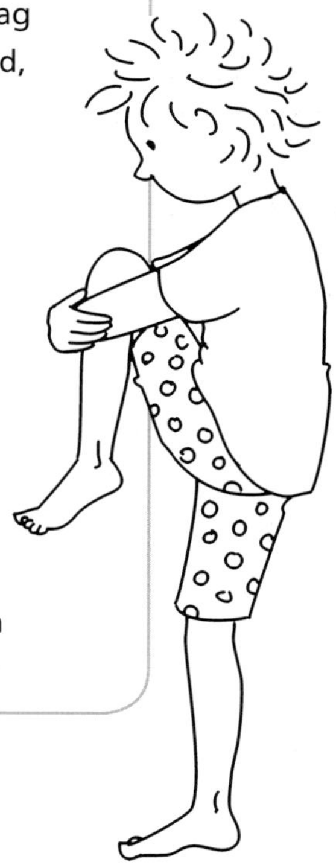

Yogageschichte: „Der Zaubervogel"

Oben in der Baumkrone wohnt der Zauber**vogel.** Er fliegt gern durch die Luft und beobachtet die Welt von oben.

Heute sieht er die kleine **Katze.** Sie trinkt Milch und fühlt sich wohl.

Der Hund übt Hecheln und Bellen für die Hundeschule, und der kleine **Hase** streckt seine Ohren in die Luft.

Der Zaubervogel fliegt weiter bis zum Zoo. Hier beobachtet er den **Löwen** der mit seinem Brüllen alle Tiere aufweckt.

Der **Tiger** macht seine Gymnastik.

Eine **Kobra** schlängelt sich durchs Gras und schaut sich um.

Ein freundlicher **Wolf** begrüßt die Tiere mit seinem Heulen.
Der **Flamingo** lässt sich gar nicht stören. Er steht still auf einem Bein und zählt langsam bis 10.

Doch plötzlich trötet der **Elefant** lautstark und pustet sich mit seinem Rüssel Wasser über seinen Rücken.

Der **Flamingo** kommt für einen Moment aus dem Gleichgewicht.

„Schaue auf mich", sagt das **Sternenblümchen** auf der Wiese, „dann kannst du wieder ganz still stehen."

Der **Flamingo** folgt dem Rat und steht nun auf dem anderen Bein, regungslos und zählt langsam bis 10.

Der **Bär** tanzt zuerst allein und dann gemeinsam mit seinen Freunden den **Bärentanz.**

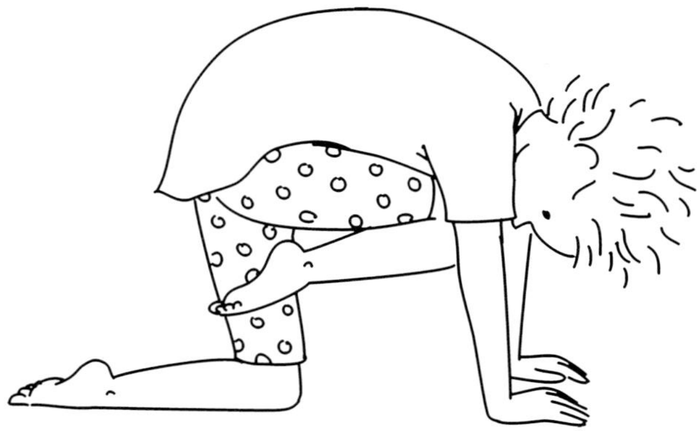

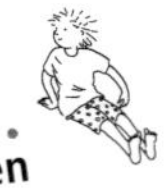

Am Meer

Material: Yogamatten, Kerze, Handtrommel, CD-Player, CD mit Wassermusik (z.B. Traumgeschichten: Am Meer; Proßowsky/DeFlyer; Auer Verlag), Muscheln, ein großes Tuch oder eine mit Sand gefüllte Kiste

Zeit	Unterrichtsverlauf
5 min.	Aufwärmen: Die Kinder stellen sich vor, im Meer zu schwimmen, und machen entsprechende Bewegungen. Beim Trommelschlag naht der Hai, und alle retten sich auf eine Matte.
3 min.	Begrüßungsritual
3 min.	Begrüßungszyklus
15 min.	Yogageschichte: **„Am Meer"**
7 min.	Massage: **„Am Meer"**
5 min.	Entspannung: Wir hören den Wellen zu, die uns eine Geschichte erzählen. Die Kinder legen sich bequem hin und hören Wellenmusik. Anschließend erzählen sie sich gegenseitig, was ihnen die Wellen erzählt haben.
12 min.	Mandala legen Die Kinder legen mit Muscheln ein Mandala auf ein Tuch, das in der Kreismitte liegt, oder in eine mit Sand gefüllte Kiste.

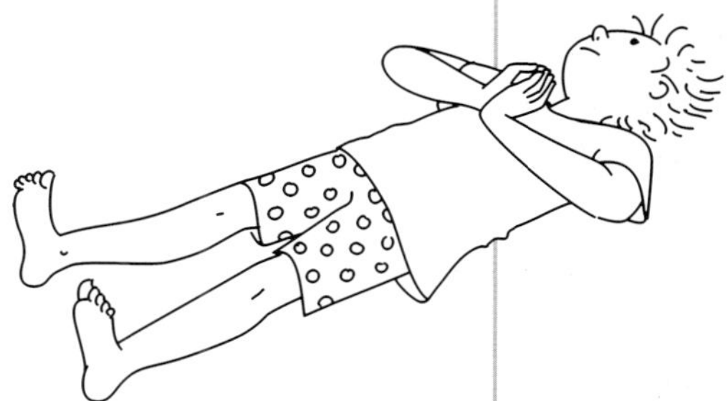

Yogageschichte: „Am Meer"

Wir machen heute einen Spaziergang am Meer. Die Wellen bewegen sich auf und ab, und wir graben unsere Füße in den weichen Sand. (Zehen spreizen und krallen)

In den Wellen tummeln sich unzählige **Fische.**

Im Sand liegt ein **Seeigel.** Passt auf, dass ihr euch nicht piekt. Vorsichtig laufen wir weiter durch den Sand und entdecken einen **Seestern.**

Eine **Seemuschel** öffnet und schließt sich und lässt sich von den Wellen überspülen.

Die **Wasserschildkröte** schläft ruhig in ihrem Haus und hört den Wellen zu.

Über dem Meer fliegen **Seemöwen**

und ein **Seeadler** segelt durch die salzige Meeresluft.

Wir steigen in ein **Boot** und segeln auf das Meer hinaus. Der Wind treibt uns zu einer einsamen Insel. Hier steigen wir aus und legen uns in den weichen Sand.

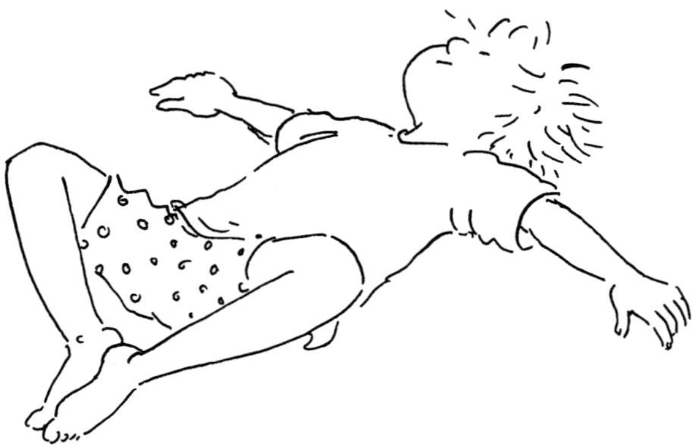

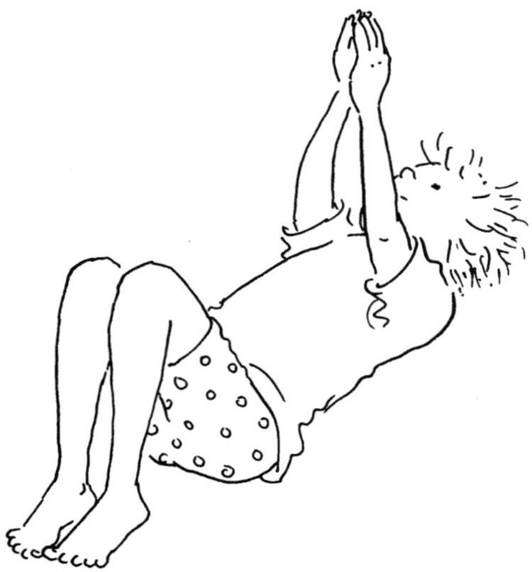

Massage: „Am Meer"

Text	Bewegungen
Am Meer, da ist es wunderschön,	*Rücken ausstreichen.*
da wollen wir heute schwimmen gehen.	*Schwimmbewegungen mit beiden Händen.*
Wellen spülen an den Strand,	*Wellenlinien auf den Rücken malen.*
da kommt die Krabbe angerannt.	*Mit Zeige- und Mittelfingern am Rücken „hochkrabbeln".*
Fische schwimmen hin und her,	*Handflächen aneinanderlegen und die Handaußenkanten auf dem Rücken hin- und herbewegen.*
und auf und ab im weiten Meer.	*Handaußenkanten auf und ab bewegen.*
Ein Seestern liegt im weißen Sand,	*Sterne malen.*
er reicht dem Seeigel die Hand.	*Zeigefingerkuppen auf den Rücken drücken.*
„Autsch, das piekt ja, wie gemein,	*Rücken zu den Seiten ausstreichen.*
und ich dachte, wir wollen Freunde sein",	*Rücken zu den Seiten ausstreichen.*
sagt der Seestern leise, und dann legt der Seeigel die Stacheln an.	*Rücken von oben nach unten ausstreichen.*
Zwei neue Freunde gibt es am Meer,	*Kreise malen.*
und darüber freuen sich die Wellen sehr.	*Wellen malen, Handflächen aneinanderreiben und die warmen Hände auflegen.*

Klangspiele am Meer

Material: Yogamatten, Kerze, Regenmacher, Klangkugeln, Klangschale, Triangeln, Handtrommel, Holzblocktrommeln

Zeit	Unterrichtsverlauf
3 min.	Begrüßungsritual
3 min.	Begrüßungszyklus
3 min.	Die Kinder stellen sich vor, ein Meerestier zu sein, und bewegen sich entsprechend.
15 min.	Yogageschichte: **„Klangspiele am Meer"** Den Meerestieren werden Instrumente zugeordnet: Klangkugeln für die Fische, Holzblocktrommeln für die Seeigel, Triangeln für die Muscheln, Handtrommel für die Krabben, Klangschale für die Seemuscheln … Für die Wellen wird der Regenmacher eingesetzt. Beim Boot pusten die Kinder, und beim Wal schnipsen sie mit den Fingern. Die Kinder werden in zwei Gruppen geteilt. Eine Gruppe bekommt Instrumente, die andere Gruppe macht die Bewegungen. Später wird getauscht. Nun wird die Yogageschichte „Klangspiele am Meer" vorgelesen. Die Kinder der einen Gruppe führen die Bewegungen aus, und die Kinder der anderen Gruppe spielen das jeweilige Instrument dazu.

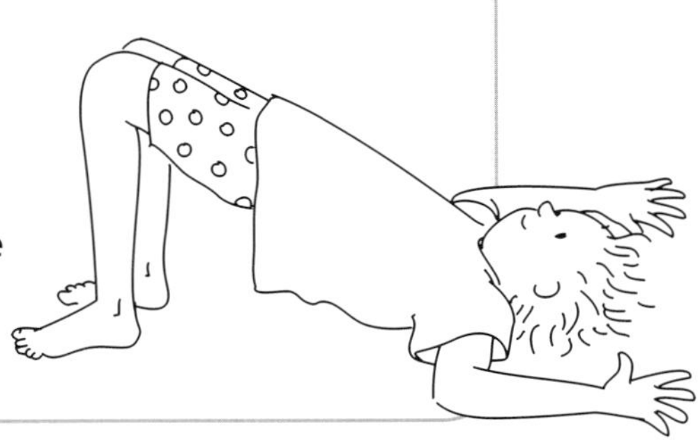

Yogageschichte: „Klangspiele am Meer“

Im Meer tummeln sich unendlich viele **Fische.**

Sie spielen in den Wellen. Der **Seeigel** lässt sich von den Wellen durch den Sand rollen.

Die **Krabben** spielen mit ihren Zangen.

Plötzlich taucht ein **Wal** auf.

Die **Fische** verstecken sich, und auch die **Krabben** graben sich tief in den Sand ein.

Die **Seemuscheln** aber haben keine Angst.

Sie öffnen sich und schließen sich und hören dem **Wal** zu.

Er singt ihnen ein Lied vor. Nun kommen auch die **Fische** aus ihrem Versteck hervor und stimmen in das Lied des Wales ein.

Die **Krabben** hören, wie die Fische mit dem **Wal** singen, und stimmen auch noch in den Gesang ein.

Auch der **Seeigel** verliert seine Angst, und bald tönt das ganze Meer.

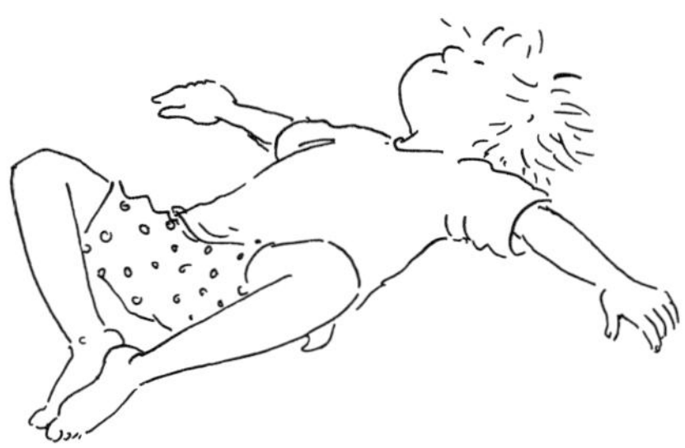

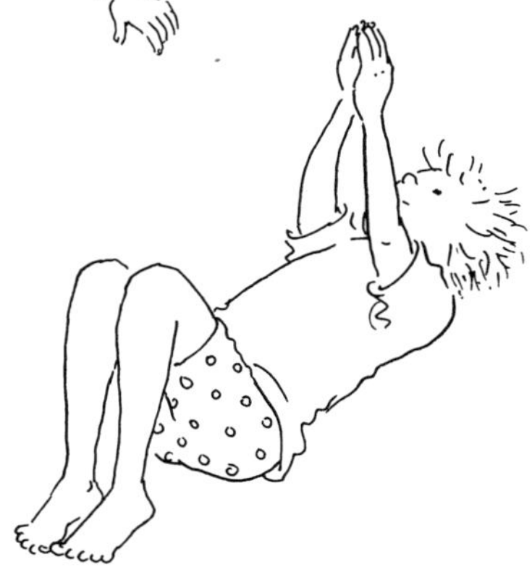

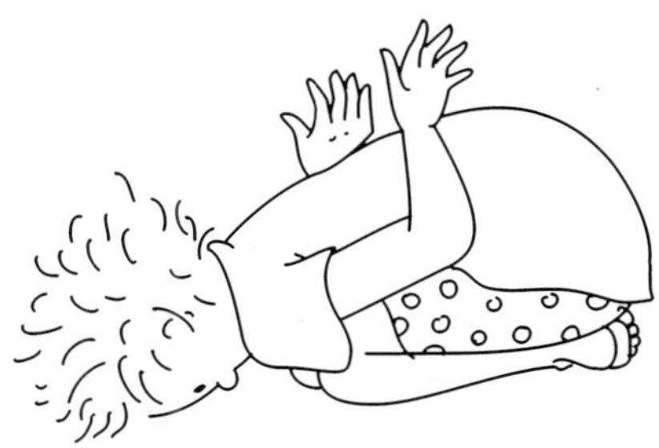

Literatur- und Internettipps

Literaturtipps

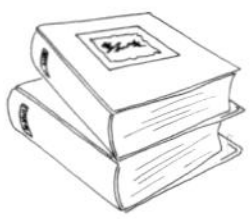

Nicole Goldstein/
Rolf Göpfert/Marianne Quast:
Stille Träume.
Fantasiereisen für Kinder mit Arbeitsblättern und CD.
Verlag an der Ruhr 2007.
ISBN 978-3-8346-0254-1

Petra Proßowsky:
Hokus Pokus Asana.
Yogaspiele für jeden Monat des Jahres.
Aurum Verlag 1999.
ISBN 978-3591-08450-5

Petra Proßowsky/DeFlyer:
Traumgeschichten 1 und 2.
Entspannungs- und Konzentrationsübungen im Grundschulunterricht mit CD.
Auer Verlag 2005.
ISBN 978-3-40303-722-4 bzw.
ISBN 978-3-40304-442-0

Doris Stöhr-Mäschl:
Ruhe tut gut!
Fantasiereisen, Bewegungs- und Entspannungsübungen für Kinder.
Verlag an der Ruhr 2008.
ISBN 978-3-8346-0420-0

Internettipps

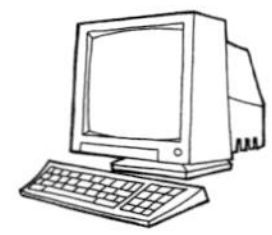

www.kinderyoga.de
Infos zum Kinderyoga, Arbeitskreise, Buchempfehlungen, Seminare, Kinderyogalehrer.

www.pro-yoga.de
Aus- und Weiterbildungsinformationen zu Kinderyoga.

www.zentrierungspaedagogik.de
Infos über Tätigkeiten der Gesellschaft für Zentrierung und Pädagogik, Veranstaltungen, Fachbeiträge.

Die in diesem Werk angegebenen Internetadressen haben wir geprüft (Stand Juni 2010). Da sich Internetadressen und deren Inhalte schnell verändern können, ist nicht auszuschließen, dass unter einer Adresse inzwischen ein ganz anderer Inhalt angeboten wird. Wir können daher für die angegebenen Internetseiten keine Verantwortung übernehmen.